体を壊す 13の医薬品・生活用品・化粧品

二

GS
幻冬舎新書
329

体を壊す13の医薬品・生活用品・化粧品／目次

図版作成　美創

プロローグ お金を払って不健康になっている？

当たり前の習慣が不調の原因になっている

「風邪をひきやすい」「歯茎《はぐき》がはれている」「肌が荒れる」「膝《ひざ》が痛い」などの体の不調を抱え、原因がわからず、毎日辛い思いをしている人は少なくないでしょう。それらの原因は、日々の習慣にあるのかもしれません。

歯を磨く、うがいをする、体を洗う、髪を洗う、風邪をひいたら風邪薬を飲むなどの当たり前になっている習慣が、体のさまざまな不調の原因になっていることがあるのです。

なぜなら、その際に使っている生活用品や医薬品、化粧品などが、体の機能を低下させたり、皮膚や毛髪、胃腸、肝臓などにダメージをあたえたりするケースがあるからです。

今やスーパーやコンビニ、ドラッグストアには、生活用品や医薬品などがあふれかえっています。また、テレビやネットの通販でも、あらゆる製品が売られています。そして、それらのCMが繰り返し流されています。そのため、「いいものだ」「必要なものだ」と思い込んで買っている人も多いようです。

しかし、それらの多くは本来、必要ないものだと私は思います。

それどころか、かえって体に不調をもたらすものが少なくないのです。

私たち消費者はいうまでもなく、お金を払ってそれらの製品を買っています。お金を払う以上、なんらかのメリットを期待し、またそれがかなえられるのは当然のはずです。

ところが、メリットを得られないどころか、逆に不利益を被っているケースがあるのです。

たとえば、今や成人の5人に4人が歯周病といわれており、メーカーはそれを強調したCMを流し、歯周病予防の新たな歯磨き粉（歯磨き剤）を盛んに宣伝しています。

しかし毎日歯を磨いているのに、これほど歯周病が多いのは不思議だと思いませんか。

実は、その原因は歯磨き粉にあったのです。つまり、歯周病や虫歯を防ごうと使っていた製品が、逆に歯周病を引き起こしていたのです。

美白化粧品による被害は氷山の一角？

また、冬になると必ず風邪が流行り、予防のためのうがい薬が盛んに宣伝されるようになります。ところが、それでうがいをすると、かえって風邪をひきやすくなってしまうのです。さらに、風邪をひいてしまった場合、大多数の人は市販の風邪薬を買って飲むと思いますが、そのことがかえって風邪の治りを遅くしてしまうのです。

このほか、毎日シャンプーで髪を洗っているために髪の毛が薄くなる、あるいはボディソープで体を洗っているために肌が荒れてしまうなど、よいと思ってしていることが、逆に悲劇を引き起こしていることがあるのです。

なぜ、こんな不合理なことが起こってしまうのでしょうか？

その一因として、消費者のことを考えた製品作りをしていない企業が多いことがあげられます。消費者にとって必要であろうがなかろうが、ほとんど関係ありません。とにかく売り上げを伸ばせる製品を次々に開発し、大量に販売しているのです。

私は1997年2月から「週刊金曜日」という雑誌に、さまざまな生活用品や医薬品、食品やサプリメントなどをとり上げ、その問題点を指摘してきました。その連載は現在も続いているのですが、連載を通じて痛感したのは、各企業の利益最優先、消費者軽視の姿勢です。その結果、次々に不必要で、安全性の不確かな製品が売り出され、消費者の健康が脅《おびや》かされているのです。

2013年の夏に発覚して社会問題となった、カネボウの美白化粧品による白斑《はくはん》（肌がまだらに白くなること）の被害は、その典型といえるでしょう。この事件は、企業の利益を優先させ、安全性や消費者からの相談を軽視したために起こったものですが、おそらく氷山の一角であり、表面化していない同様な事例が数多くあると思われます。

みんな健康に長生きできるはず

各企業は、生活用品や医薬品などのCMを頻繁に流して、消費者をマインドコントロールしていています。商業の世界には、「必要ないものほど、宣伝して売らなければならない」という鉄則があります。米、塩、砂糖などの宣伝はほとんど見かけません。必需品なので、宣伝しなくても売れるからです。

ところが、サプリメントや除菌剤、医薬品、化粧品、洗剤などの宣伝は、毎日のように流れています。実際にはそれほど必要ないので、宣伝しないと売れないからです。

ただし、こうした製品でも、毎日毎日CMが繰り返し流されると、多くの消費者は、それが便利で必要なものという錯覚に陥ってしまい、つい買ってしまうのです。今はそんな製品があふれかえっているのです。

現代は企業中心の社会ですから、ある意味これも仕方のない状況なのかもしれません。それで社会が成り立っているような面があるのも事実だからです。

しかし、かといって、消費者が黙ってこの状況に従っていたら、貴重なお金をどんどん失うことになります。それどころか、不健康になってしまうことにもなりかねないのです。ですから、そうならないために知恵を持たなければならないのです。

そのためには、市場に氾濫している製品について、その内容や安全性を、きちんと見極め、本当に必要で安全なものを選んでいくことが不可欠です。そうすれば、健康被害にあうことはなく、また、体の不調を抱えることにもならないでしょう。

そもそも人間の体というものはひじょうにうまくできていて、障害を起こす原因が何もなければ、健康に長生きできるはずなのです。実際に80歳をすぎても、元気で暮らしている人はたくさんいますし、私の周辺でもそういう人は何人もいます。体は自己を正常に維持するために、病原体を排除したり、傷口を修復したり、がん細胞の増殖を抑えたりと、必死に機能しているからです。

日常的に使っているものを見直してみよう

ところが、消費者の多くは、日々の生活の中で、不必要で安全性の疑わしい製品を使うことによって、本来の体の機能を妨害しているかもしれません。その結果、さまざまな不調が現れ、病気になることもあるのです。ですから、そうした生活習慣を改める必要があるのです。

私はもうすぐ60歳（1954年9月生まれ）になりますが、できるだけ余計な生活用品や医薬品などを買わないように心がけてきました。

そうした生活を続けてきたこともあってか、これまで病気で入院したことは一度もありませんし、ここ20年間ほとんど医者の世話になったこともありません。

これはあくまで私の個人的なことですが、おそらくほかの人にも当てはまるのではないかと思います。なぜなら、余計な医薬品や生活用品などの使用をやめれば、体は自らの機能を正常に保つことができるようになって、病気になりにくくなるからです。

本書でとり上げた「13の医薬品・生活用品・化粧品」は、みなさんが日常的に使っているものが多いはずですが、それがいかに無駄《むだ》であったかを納得していただけると思います。そして、それらの使用をやめれば、体のさまざまな不調がしだいに改善されていくでしょう。このことを多くの方々にぜひ知っていただきたいと思います。

NGその1 ヨードうがい薬でうがいをする

ヨードがのどの粘膜を荒らし、
↓
かえって風邪をひきやすくなる

ヨードうがいはまったく無駄

よく「風邪は万病のもと」といいます。風邪はあらゆる病気の原因になるので、用心しなければならないという意味です。実際に風邪をこじらせれば、中耳炎《ちゅうじえん》や髄膜炎《ずいまくえん》、膀胱炎《ぼうこうえん》などを引き起こすことがありますし、肺炎で亡くなるケースもあります。

この嫌な風邪は、冬場に気温が低くなって空気が乾燥してくると、必ず流行します。風邪の原因となるウイルスは、低温で湿度が低いほど活発になるからです。

また、空気が乾燥すると、のど表面の繊毛《せんもう》の働きが悪くなって、ウイルスや細菌などを排出する機能が低下します。そのため、それらが増殖して、のどや鼻などに炎症を起こすのです。これが、いわゆる風邪です。

そこで、ウイルスや細菌を退治できるという、ヨードうがい薬の登場とあいなるわけです。冬場には、ヨードうがい薬でうがいをして、ウイルスをやっつけて風邪を防ごう、というテレビCMが毎日のように流れます。そのため、ドラッグストアなどで製品を買って、毎日せっせとうがいをしている人も多いと思います。

しかし、せっかくの努力は、まったく無駄なのです。無駄どころか、かえって風邪をひきやすくしてしまうのです。

つまり、わざわざお金を払ってうがい薬を手に入れ、変な味を我慢してうがいしても、風邪を予防するどころか、逆にかかりやすくなってしまうのですから、こんな愚かしいことはないでしょう。

市販されているヨードうがい薬は、何種類かありますが、基本的にはどれも同じです。溶液1㎖中にポビドンヨードという有効成分を70㎎（約7％）含んでいます。

そのほかは、エタノール、l－メントール、サッカリンNa、香料などの薬用添加物が使われています。保存性を高める、甘味をつける、香りをつけるなどのためです。薬用添加物は、製品によってやや違いがありますが、有効成分はどの製品も変わりません。

なお、有効成分のポピドンヨードは、ヨウ素（ヨード）をポリビニルピロリドンという化学物質に結合させたもので、日本薬局方（医薬品の規格基準書）に収載《しゅうさい》された医薬品です。溶液が茶色い色をしているのは、ヨードが水に溶けているためです。

「ヨードうがい薬はウイルスを退治できる」は本当か？

テレビCMなどでは、ヨードうがい薬はウイルスを退治できるということを強調していて、これが最大のウリとなっています。というのも、ウイルスを退治する薬は、ほとんどないからです。

風邪をひいて病院に行くと、抗生物質を出されることが多いと思いますが、抗生物質はウイルスを退治することはできません。退治できるのは、細菌だけです。つまり、のど荒れを起こす細菌を退治して、症状を軽くすることはできますが、風邪の根本原因となっているウイルスをやっつけることはできないのです。

ウイルスは、細菌よりもずっと小さく、生物と無生物の中間体です。すなわち、人間や動物の細胞の中にもぐり込むと活動し始め、増殖しますが、細胞の外では活動できず、増殖もできません。ですから、細胞の外では無生物と同じなのです。

ただ厄介なのは、細胞の中で活動し、増殖するため、ウイルスだけを狙い撃ちすることが難しい点です。そのため、ウイルスを退治するという薬は、ほとんどないのです。

しかし、ヨードうがい薬はウイルスを撃退できるということで、それを大々的に宣伝しています。その言葉につられて、購入している人は少なくないと思います。

有効成分のポピドンヨードは、ヨウ素を分離して、それが細菌やウイルス、真菌（カビ）に対して殺菌効果を示します。さらに、これまでの研究では、エイズウイルスやB型肝炎ウイルスにも有効であることがわかっているのです。ちなみに、ヨウ素は、塩素と同じハロゲン族に属する元素で、自然界では海藻や海産動物中に有機化合物として存在しています。

ところが、実際にはヨードうがい薬を使っても、風邪を予防することはできません。

むしろ、水でのうがいのほうが予防できるのです。この衝撃的な事実を明らかにしたのは、京都大学保健管理センター（現・健康科学センター）の川村孝教授の研究グループです。同グループの世界初の画期的な研究によって、それが明らかになったのです。

同グループでは、2002〜03年の冬季、北海道から九州まで全国18地域でボランティア387名を募り、くじ引きで「ヨード液うがい群」「水うがい群」「特にうがいをしない群」の3群に分けました。そして、それぞれのうがい行動を2カ月間行ってもらい、風邪の発症率を調べたのです。

ヨードうがいは風邪をまねくという衝撃

「ヨード液うがい群」の場合、説明書に従い、溶液2〜4㎖を約60㎖の水で薄めて、1日に3回以上うがいをしてもらいました。一方、「水うがい群」は、約60㎖の水と条件を同じにして、1日に3回以上うがいをしてもらいました。なお、1日の平均うがい回数は、どちらも3・7回でした。

このように現場にそくした研究というのは、ひじょうにユニークで、世界的に珍しいものです。それだけ大変な調査といえますが、それをあえて断行した川村教授の並々ならぬ決意と努力が感じられます。そして、その調査結果は、実に意外なものでした。常識的に考えれば、「ヨード液うがい群」がもっとも風邪をひきにくいと考えられるのですが、結果はそうではなかったのです。

まず「特にうがいをしない群」ですが、風邪の発症率は、1カ月当たり100人中26・4人でした。およそ4人に1人が発症していることになります。自分や自分の周りを見ていても、冬場に風邪をひく人は、これくらいかなという感じはします。

次に「水うがい群」ですが、100人中、17・0人でした。これは、「特にうがいをしない群」に比べて、明らかに発症率が低いといえます。やはり、うがいによる効果が現れたと考えられます。

次に「ヨード液うがい群」ですが、100人中、23・6人という結果でした。これは、意外であり、衝撃的でした。なぜなら、「水うがい群」よりも風邪の発症率が約1・4倍も高く、「特にうがいをしない群」とほとんど変わらなかったからです。

これでは、なんのためにわざわざヨードうがい薬を買って、せっせと毎日うがいをしていたのかわかりません。

しかも、統計的な処理をしてそれぞれの群のばらつきを修正したところ、「水うがい群」の発症率は、「特にうがいをしない群」に比べて40％も減少していたのに比べ、「ヨード液うがい群」では、わずか12％の減少にとどまっていたのです。

結局、ヨードうがい薬でうがいをするよりも、水でうがいをしたほうが、明らかに風邪を予防できるということなのです。

風邪予防は水うがいで十分！

なぜこのような結果になってしまったのでしょうか。

私はこの調査結果を知り、「週刊金曜日」２０１１年2月18日号の「新・買ってはいけない」のコーナーでとり上げたのですが、調査をとりまとめた川村教授は、「ヨード液がのどに常在《じょうざい》する細菌叢《さいきんそう》を壊して、風邪ウイルスの侵入を許したり、のどの正常細胞を傷害した可能性が考えられる」と答えました。

のどの粘膜にはもともとさまざまな種類の細菌が棲みついていて（これを常在菌とい

う）、いわば人間と共生関係の状態にあります。ですから、それらの常在菌は通常、病気を起こすことはありません。むしろ、風邪の原因ウイルスや病原菌などの侵入を防いでいるのです。それらの侵入を許すということは、自分たちの生存が脅かされることになるので、それらを駆逐《くちく》しようとするのです。いわば微生物同士の勢力争いです。

ところが、ヨードなど殺菌力のあるものが作用すると、それらの常在菌が減ってしまいます。そこに、風邪の原因ウイルスが侵入してくれば、それだけ感染しやすくなってしまうわけです。その結果、風邪をひきやすくなるというわけです。

また、ヨードは諸刃《もろは》の剣《つるぎ》で、ウイルスや細菌を殺しますが、細胞にも障害をもたらします。そのため、粘膜が荒れてしまい、風邪ウイルスの侵入を容易にしていることが考えられるというわけです。

一方、「水うがい群」が風邪を予防する効果が高かったことについて、川村教授は、「水の乱流によって、ウイルスそのものか、ほこりの中にあってウイルスにかかりやすくするプロテアーゼという物質が洗い流されること、また、水道水に含まれる塩素がなんらかの効果を発揮したことなどが考えられる」と答えました。

水道水の場合、細菌などの増殖を防ぐために、塩素が含まれています。それは、蛇口から出た水に０・１ｐｐｍ（ｐｐｍは１００万分の１を表す濃度の単位）以上含まれていなければなりません。塩素は殺菌力が強く、細菌ばかりでなく、ウイルスにも作用して、その活動を抑制するのかもしれません。その結果、風邪ウイルスの感染が起こりにくくなった可能性が考えられるというわけです。

この調査結果を知って、これまでヨードうがい薬で熱心にうがいをしていた人は、さぞかしショックを受けたことでしょう。しかし、これが現実なのです。

今後は、ヨードうがい薬をわざわざ買うことはやめにして、水道水でうがいをするようにしてください。

NGその2 歯磨き粉を使って歯を磨く

↓

歯磨き粉を使うと、歯周病になりやすくなる

5人に4人が歯周病？

「歯茎から血が出る」「歯茎がブヨブヨしている」「歯茎がはれている」――こんな人が多いのではないでしょうか。こうした歯茎の不健康、すなわち歯周病の人は、5人に4人といわれています。テレビCMでも、この数値を出して、歯周病予防の歯磨き粉を宣伝しているメーカーもあります。

ただし、歯周病（歯肉《しにく》炎および歯周炎）の患者が5人に4人、すなわち8割というのは間違いではないのですが、やや大げさな表現です。それは歯石がなくて歯周組織が健

全である人が20％くらいで、それ以外の人をすべて歯周病ととらえているからです。

厚生労働省の「平成17年（２００５年）歯科疾患実態調査」によると、歯周病（４㎜以上の歯周ポケットを持つ）の人の割合は、55～74歳で約50％、45～54歳で約42％、35～44歳で約25％という結果でした。歯周ポケットが「４㎜以上」というのはけっこう深いですから、浅い歯周ポケットの人も含めれば、もっと多くなると思います。したがって、それらを含めれば、８割という数値に近くなるかもしれません。

しかし、毎日せっせと歯を磨いているのに、こんなに高率で歯周病になるのはおかしいと思いませんか？

実はその原因は、毎日の歯磨きの仕方にあります。一言でいうと、歯磨き粉を使って歯を磨いているからなのです。そのため、歯周病の原因になっている「歯垢《しこう》（プラーク）」が十分に除去できずに、歯周病になってしまうのです。

歯周病は、歯の周りの組織（歯周）が炎症などを起こして、不健康な状態になることで、歯の周りの歯肉がはれたり、ブヨブヨしたりするなどの状態になります。これが、歯肉炎です。さらに、それが広がって歯の周りの歯周が炎症を起こした状態が、歯周炎です。歯肉炎と歯周炎を合わせて歯周病といいます。

歯周病も、歯肉の炎症程度ですんでいれば、毎日不快に感じるくらいですが、さらに進行して歯を支えている歯槽骨《しそうこつ》にまで影響が出てくると、かなり深刻です。

歯は歯槽骨によって支えられて固定されているのですが、歯周病が進むと、それがしだいに溶け始めるのです。それは徐々に進行し、やがては歯を支えられなくなって、歯が抜けてしまうことになるのです。

歯周病の原因は歯垢にあり

いうまでもなく歯は、私たちが生きていくためにきわめて重要です。食べ物を噛んで砕いて、胃に送るためには歯が不可欠だからです。歯が抜けてしまうと、食べ物を咀嚼《そしゃく》することが十分にできなくなり、胃に負担がかかって、栄養の吸収が十分に行われなくなります。それにより食べ物がおいしく感じられなくなり、日常生活が辛いものになってしまいます。

私の周囲で、80歳をすぎても元気な人は、たいてい歯がじょうぶです。せんべいや落花生などをポリポリ食べています。おそらく歯がじょうぶでない人は、健康に長生きするのは難しいでしょう。それだけ歯は大切であるため、虫歯になると、あれほどの痛みを感じるのだと思います。

そんな大切な歯を失わせてしまう歯周病ですが、その最大の原因は、歯と歯茎の間にできる「歯垢」です。これは、食べかすや細菌、細菌の代謝産物からなるものです。

食事をした後に、鏡で歯を見ると、歯と歯茎の間に食べかすが白くついているのがわかりますが、時間がたつと細菌が増殖して、代謝産物が出て、歯垢になるのです。歯垢は、歯の表面にもできます。

ちなみに、歯石とは、歯垢が石灰化したものです。こうなると、容易に除去することができず、歯科医院でとってもらわなければならなくなります。歯石自体に病原性はありませんが、歯垢ができやすくなるため、歯周病が発生しやすくなります。

歯垢の中では細菌が増殖し、毒素を作ります。それが歯肉に作用して、はれや痛み、変色、出血などを引き起こすのです。これが歯肉炎です。

さらに、それが進行すると、歯周が赤紫色になったり、はれたり、出血したり、組織が縮んで歯が伸びたような状態になります。これが、歯周炎です。歯周炎が悪化すると、歯を支えている歯槽骨が溶け出し、歯が抜けてしまうこともあるのです。

また、歯垢に含まれる細菌は、歯を溶かす酸を出すため、虫歯も発生します。さらに、口臭の原因ともなります。つまり、歯垢は口内トラブルの元凶なのです。

ですから、口内を健康に保つためには、この歯垢をいかに除去するかがひじょうに重要なのです。

歯磨き粉を使うとブラッシングが不十分になる

みなさんはおそらく毎日歯を磨いていると思います。中には、朝食、昼食、夕食の後に必ず磨いているという人もいるでしょう。最近では、口臭に敏感な人が多くなっているため、それを防ぐ意味でも、頻繁に歯を磨く人が増えているようです。デパートや駅のトイレなどで、熱心に歯を磨いている若者を見かけることも多くなりました。

にもかかわらず、なぜ歯周病の人が多いのでしょうか？

それは、口内トラブルの元凶である歯垢を十分に除去できていないからです。

ていますし。

テレビでは、歯ブラシにたっぷりと歯磨き粉をつけて歯磨きするCMが今でも流されています。同じようなCMは、私が子どもの頃も流れていて、友達は「あんなにたくさんつけるのはおかしい」といっていましたが、歯磨き粉をたくさん使わせようというメーカーの作戦だったのでしょう。

CM通りに歯磨き粉をたっぷりつけている人はほとんどいないと思いますが、子どもの頃からこうした映像を見せられ続け、それが脳に刷り込まれてしまっているため、歯磨き粉を使って歯を磨くのが当たり前と思っている人がほとんどだと思います。

そして、ほとんどの人はそれを熱心に続けています。

しかし、これこそが歯周病がこれほど多い最大の原因なのです。なぜなら、歯磨き粉を使うと、歯周病を引き起こす歯垢を十分に除去できないからです。

歯磨き粉で歯を磨いていると、舌や口内粘膜に強い刺激を感じると思います。また、歯磨きした後に食事をすると、変な味に感じてしまいます。これらは、歯磨き粉に配合されているさまざまな化学物質が原因です。

市販の歯磨き粉には、必ず合成界面活性剤が配合されています。これは泡を立てて歯の表面を洗浄するためのもので、主成分です。通常、「ラウリル硫酸Na」というものが使われていますので、一度今お使いの歯磨き粉の成分を見てください。おそらく「発泡剤／ラウリル硫酸Na」という文字があるはずです。

歯磨き粉には刺激性の化学物質が含まれている

ラウリル硫酸Naは、代表的な陰イオン系の合成界面活性剤であるアルキル硫酸エステルナトリウム（AS）の一種です。一般にアルキル硫酸エステルナトリウムは、たんぱく質変性作用が比較的弱いとされています。そのため、口内粘膜にじかに接する歯磨き粉の主成分として使われているのです。

しかし、合成界面活性剤は、どれも刺激性があり、歯磨きの後に食べ物の味がわからなくなるのは、それが原因と考えられています。中でもラウリル硫酸Naは、表示指定成分になっていたものです。これは、旧・厚生省が、皮膚障害やアレルギー、がんなどを起こす可能性があるとしてリストアップしていた化学合成物質です。

以前は、化粧品や医薬部外品（歯磨き粉は医薬部外品に該当する）には、表示指定成分の表示が義務づけられていました。それらを使うことで、皮膚障害などを起こす可能性のある人がいたため、表示することで注意を喚起していたのです。

２００1年4月からは、化粧品の全成分表示が義務づけられ、また、その後、医薬部外品についても、業界が全成分の表示を自主的に決めたため、表示指定成分の制度はなくなりました。しかし、それらにリストアップされた化学合成物質が、今も要注意物質であることに変わりはないのです。

ちなみに、医薬部外品とは、医薬品に比べて人体に対する作用が緩やかなもので、「吐きけその他の不快感、口臭や体臭の防止」「あせも、ただれなどの防止」「脱毛の防止、育毛または除毛」「人または動物の保健のためにするねずみ、はえ、蚊、のみなどの駆除や防止」を目的とするものです（薬事法第2条）。

このほか、市販の歯磨き粉の多くには、保存料のパラベンが使われています。成分が腐敗するのを防ぐのが目的です。しかし、保存料は細菌やカビなどの増殖を抑制するものので、それらの細胞に対して毒性があります。そのため、口内や舌などの細胞に対しても毒性を発揮する可能性があるのです。

パラベンは、パラオキシ安息香酸エステル類のことで、パラオキシ安息香酸エチル（エチルパラベン）、パラオキシ安息香酸ブチル（ブチルパラベン）など数種類あります。これも、表示指定成分にリストアップされていたもので、刺激性があります。

発がん疑惑物質もあり

さらに、香味剤としてサッカリンNaが配合されています。合成甘味料の一種で、食品添加物としても使用が認められていますが、実は発がん性の疑いが持たれているのです。

１９７０年代にアメリカから日本に、サッカリンNaに発がん性があるという情報がもたらされました。

サッカリンNaを５％含むえさをラットに２年間食べさせた実験で、子宮がんや膀胱がんの発症が認められたというのです。そこで当時の厚生省は、１９７３年４月に食品添加物としての使用を禁止しました。

ところが、その後、その実験に使われていたサッカリンNaには不純物が含まれていて、それががんを発生させたという説が有力となりました。そのため同省が、同じ年の12月に使用禁止を解除したため、再び使えるようになったのです。

しかし、発がん性の疑いは晴れず、カナダでは改めて実験が行われました。サッカリンNaを5％含むえさを2世代にわたってラットに食べさせてみたのです。

その結果、2代目のオス45匹中8匹に膀胱がんが発生しました。なお、この実験結果は、1980年に発表されました。

このようにサッカリンNaには今でも発がん性の疑いがあるのです。しかし、厚生労働省は使用を禁止しないため、添加物として使われ続けており、また、歯磨き粉にも配合されているのです。

それにしても、なぜこのようなグレーゾーンにある化学合成物質をあえて歯磨き粉に配合するのか、理解に苦しみます。

甘味料なら、ほかに安全性の高いものがたくさんあるのですから、消費者の健康のことを考えたら、サッカリンNaを使うことはしないと思うのですが、現実は違います。メーカー側は、消費者の健康よりも、使い勝手を優先させているようです。

歯磨き粉を使うと歯垢がとれない

市販の歯磨き粉には、これらの刺激性のある化学合成物質がいくつも配合されています。ですから、歯を磨いていると、舌や歯や口内粘膜が刺激されるのです。また、舌の味蕾《みらい》（食べ物の味を感じる器官）が影響を受けて、食べ物の味がわからなくなるのです。

歯磨き粉を使うと、こうした刺激があるため、どうしてもブラッシングの時間が短くなってしまいます。私も歯磨き粉を使ったことがありますが、舌や口内粘膜に強い刺激を感じて、長時間ブラッシングすることは困難でした。おそらくみなさんも同じでしょう。

また、「歯磨き粉を飲み込んではいないか」と不安に思うこともあるでしょうし、「歯磨き粉をつけているのだから、そんなに丁寧に磨かなくてもいいだろう」という心理も働きます。そんなこんなで、ブラッシングの時間はだいたい3分ぐらい、長くて10分ぐらいになってしまうのです。

ところが、これでは口内トラブルの元凶となる歯垢を十分とり除くことはできないのです。

歯垢は、食べかすと細菌と細菌の代謝産物が合わさったものです。したがって、それができないように、まず食べかすをきれいに除去することが必要です。

食事をした後あまり時間をおかずに、歯磨き粉を使わずに歯ブラシのみで丁寧にブラッシングするのが歯にとってよいのです。そうすれば、食べかすがとれて、歯垢はできません。また、多少歯垢ができたとしても、きちんと歯磨きを続ければ、とり除くことができます。とにかく歯ブラシだけを使って、とくに歯と歯茎の間を丁寧にブラッシングしてください。これが歯周病を防ぐために何より大切なのです。

全国には数多くの歯科医院がありますが、患者の立場に立って、きちんとした治療を行っているところは、まず歯磨きの指導をしてくれます。もっとも大切なのは、虫歯や歯周病を発生させないことだからです。その際、通常歯磨き粉は使いません。少し小さめの歯ブラシが用意され、それで歯と歯茎の間を小刻みにブラッシングするという指導が行われます。それが、歯周病を防ぐもっともよい方法だからです。

ただし、実際に行うとなると、なかなか時間がかかります。というのも、上の前歯、そして右奥、次に左奥、さらに表側と裏側を、しかも歯と歯茎の間を小刻みに丁寧にブラッシングしなければならないからです。そうしないと、付着した食べかすをきれいにとり除くことはできません。

そして、上の歯が終わったら、次に下の歯を同じように磨かなければなりません。したがって、相当時間がかかるのです。

ちなみに、私の場合、少なくとも15分くらいはブラッシングをしています。ただし、なかなかそんなに長くはできないでしょうから、とにかく手早く歯と歯茎の境目を丁寧にブラッシングして、食べかすの付着をなくすことが重要です。

「20代の歯茎」を維持するコツ

私の場合、25歳のときに都内にある歯科医院の歯科衛生士から、歯磨き粉を使わないでブラッシングする指導を受け、60歳近くになる現在も、それを実行しています。そのおかげで、これまで歯周病になったことは一度もありません。歯茎がはれたことも、ブヨブヨになったことも、出血もほとんどありません。そのため、歯科医院の医師からは、

「20代の歯茎をしている」と驚かれています。

これは誰でも、しかもお金をかけずにできることです。なにしろ、歯磨き粉を購入せずに、歯ブラシで丁寧に歯を磨くということだけなのですから。「歯茎の調子がおかしい」という方は、ぜひ試してみてください。なお、現在私が使っている歯ブラシは、サンスターの［Ｄｏクリア］です。

ただし、歯垢ができやすい歯と歯茎の間ばかりを磨いていると、歯の表面が汚れてくることがあるので、表面もきちんと磨くようにしてください。実は私の場合、歯並びが悪いこともあってか、前の下の歯が多少黒ずむことがあります。これでは、いくら歯茎がきれいでも、ちょっと困りものです。そこで、黒ずんできたときには、一時的にですが、石けん歯磨き粉を使っています。

私が使っているのは、［シャボン玉せっけんハミガキ］（シャボン玉石けん）です。これで歯磨きすると、短期間で黒ずみをとることができます。

この製品には、合成界面活性剤や保存料などの刺激性物質は含まれていません。もちろんサッカリンNaも含まれていません。そのため、長時間ブラッシングすることができます。成分は、「炭酸Ca〔研磨剤〕、水、ソルビトール〔湿潤剤〕、シリカ〔研磨剤〕、石けん素地〔発泡剤〕、ベントナイト、セルロースガム〔粘結剤〕、香料（ペパーミント）」です。

また、ラウリル硫酸Naの代わりに、石けん素地が使われています。なお、ソルビトールは食品添加物としても使われている甘味料で、ブドウ糖やデンプンなどから作られています。もともと果物や海藻などに含まれている成分なので、安全性に問題はありません。

ベントナイトは、粘土の一種であり、陶磁器などに使われているものです。これも、その由来から安全性に問題はないと考えられます。

ですから、歯磨き粉を使わないと磨いた気がしないという方は使ってみてください。

とはいえ、おそらくほとんどの人が、「歯磨きには歯磨き粉を使う」と思い込んでいるだけだと考えられます。しかし、その生活習慣は、本当に正しいものなのでしょうか。誰かによって、意図的にそう思い込まされているだけなのではないでしょうか？

本当に歯磨き粉は必要なのか、もう一度よく考えてみていただければと思います。

NGその3 ボディソープで体を洗う

← ボディソープの成分が皮膚を刺激し、肌トラブルの原因になる

肌トラブルのある人は要注意

肌のかゆみや発疹、発赤などの肌トラブルを抱えている人は少なくないと思いますが、その原因は毎日使っているボディソープ（ボディシャンプー）かもしれません。すべてのボディソープが悪いわけではありませんが、中には、刺激性の化学合成物質がいくつも入っているものもあり、それらが皮膚の細胞を刺激して、肌トラブルを引き起こしている可能性があるからです。

日本でボディソープが普及し始めたのは、1972年からです。それまでは、みんな

石けんで体を洗っていました。ところが、ボトルから液体石けんが出てくるボディソープは、タオルにこすりつける石けんに比べて、便利で手間がかからないからか、急速に普及していきました。とくに、ワンプッシュのボトルタイプが登場してからは、その普及は加速されました。

しかし、ボディソープは、はたして消費者の立場に立って考案されたものでしょうか？　確かにワンプッシュでタオルにつけられるので、一見便利なようですが、その中身はほとんどが水なのです。

一度どこのメーカーの製品でもいいので、その成分表示を見てみてください。多くの製品には、最初に「水」と書かれているはずです。つまり、水が一番多いということです。わざわざお金を払って、水を買っているようなものなのです。

ボディソープは、製造している会社にとっては一獲千金の商品でしょう。それまでの石けんは、使ってもなかなか減らないため、売り上げが伸びません。また、植物油を原料としているため、合成洗剤のように大量生産が難しい面があります。

そこで、もっと大量に生産できて、しかも製造コストが低く、利益率の高いものということで行き着いたのが、ボディソープだったのでしょう。なにしろ主成分は水ですから、コストはかかりません。

しかも、石油製品を原料とした合成界面活性剤を使うことができます。洗剤メーカーにとっては、のどから手が出るほど欲しかった商品だったに違いありません。

ところが、消費者にとっては、ボディソープはほとんどメリットはないかもしれないのです。石けんに比べて値段は高いですし、刺激性のある化学合成物質が含まれているからです。そのため、かゆみや発疹、発赤、さらにはアトピー性皮膚炎の原因になることもあるのです。

ボディソープには台所用洗剤と同じ成分が含まれている

ところで、みなさんはもし、「ボディソープには台所用洗剤と同じ洗浄成分が入っている」といわれたら、今まで通り、それを使う気になるでしょうか？

台所用洗剤を素手で使えば、だいたい手荒れを起こします。洗浄成分の合成界面活性剤が、皮膚を刺激するからです。ところが、ボディソープにも、これと同じ合成界面活性剤が配合されている場合が多いのです。

市販のポピュラーなボディソープには、「ラウレス硫酸Na」という成分が配合されています。これが、体の汚れを落とす主成分です。聞きなれない言葉だと思いますが、代表的な合成界面活性剤です。これは化粧品業界で使われている略称、あるいは慣用語で、正式な名称はポリオキシエチレンラウリルエーテル硫酸ナトリウムです。

やたらと長たらしい名前ですが、メーカー側は「長すぎる」ということで、略称の「ラウレス硫酸Na」を使っているようです。

ところが、ここに大きなカラクリがあるのです。実は、ラウレス硫酸Na（ポリオキシエチレンラウリルエーテル硫酸ナトリウム）は、合成界面活性剤のＡＥＳ（アルキルエーテル硫酸エステルナトリウム）の一種なのです。それが、ラウレス硫酸Naという言葉によって隠されているのです。

ＡＥＳは、歯磨き粉に使われているＡＳ（アルキル硫酸エステルナトリウム）、洗濯用洗剤の主成分になっているＬＡＳ（直鎖アルキルベンゼンスルホン酸ナトリウム）と並ぶ、代表的な合成界面活性剤です。そして、市販の台所用洗剤の主成分なのです。

つまりボディソープには、台所用洗剤の成分が配合されているということなのです。

もし、ボディソープに含まれている成分と、台所用洗剤の成分が同じであることが一目でわかったら、買うのを躊躇《ちゅうちょ》する人もいるでしょう。おそらくメーカー側はそれを回避したかったのでしょう。ここにメーカー側と厚生労働省のとり引きがあったのです。

メーカーと厚労省の密約

厚生労働省は、2001年4月から化粧品（ボディソープは、薬事法上、化粧品に該当する）の全成分表示を義務づけました。

それまでは、表示指定成分の表示だけでよかったのですが、それでは成分の一部しかわからず、「情報公開が不十分」という批判がありました。また、表示していない成分で皮膚障害などを起こす可能性があるという問題もあったからです。

前述のように表示指定成分とは、旧・厚生省が、皮膚障害やアレルギー、がんなどを起こす可能性があるとしてリストアップしていた化学合成物質で、全部で100品目以上ありました。全成分表示が義務づけられたため、この制度はなくなりましたが、表示指定成分が要注意であることに変わりがないのはすでに触れた通りです。

なお、化粧品とは、「人の身体を清潔にし、美化し、魅力を増し、容貌を変え、又は皮膚若しくは毛髪を健やかに保つために、身体に塗擦《とさつ》、散布その他これらに類似する方法で使用されることが目的とされている物で、人体に対する作用が緩和なもの」（薬事法第2条）です。

メーカー側にとっては、化粧品の全成分を表示するということは、何を使っているのかほかのメーカーに知られることであり、いわば製造のノウハウを知られてしまうことになります。また、消費者には多くの化学合成物質を配合していることがわかってしまうことにもなります。ですから、正直いって全成分表示はしたくなかったのです。それでも、厚生労働省の強い姿勢によって、そうせざるをえなくなったのです。

ただし、その際にメーカー側は、全成分表示を受け入れる代わりに、ある条件を提示しました。それは、成分の表示については、日本化粧品工業連合会が作成した「化粧品の成分表示名称リスト」を利用できるようにするというものでした。

これは化粧品の成分として使われている化学合成物質などをリスト化したもので、膨大な数の物質が並んでいます。こんなにも多くのものが使われているのかと驚かされるくらいです。

結局、厚生労働省はこの提案を受け入れ、そのリストにある名称が使われることになったのです。

ボディソープには洗濯用洗剤と同じ成分も含まれている

前述のリストに合成界面活性剤のＡＥＳも入っているのですが、その名称が「ラウレス硫酸Na」であることは、先に触れた通りです。

さらに、このリストには、ボディソープによく使われている、もう一つの成分が載っています。それは、「ラウレス－４」というものです。これも略称で、正式名称は、ポリオキシエチレンラウリルエーテルで、やはり合成界面活性剤の一種です。

これは、洗濯用洗剤に配合されているポリオキシエチレンアルキルエーテル（ＰＯＥＲ）の一種です。

つまり、ボディソープには、台所用洗剤と洗濯用洗剤に使われている合成界面活性剤が配合されているということなのです。

このほか、防腐剤の安息香酸Na、パラベン、酸化防止剤のBHT、EDTA－2Na、EDTA－3Na、着色料のタール色素なども配合されていますが、いずれも表示指定成分だったものです。なお、ラウレス硫酸Naも、表示指定成分でした。

一部の台所用洗剤を使うと手がヒリヒリすることでもわかるように、AESには皮膚に対する刺激性があり、その代表格であるラウレス硫酸Naも同様です。ラウレス硫酸Naの0・25％溶液をヒト29人の皮膚に、48時間貼付した実験では、6人がかすかに赤くなり、1人が明らかに赤くなり、1人には強い刺激反応がありました。

これは、旧・厚生省環境衛生局食品化学課編の『洗剤の毒性とその評価』（日本食品衛生協会）という専門書に載っているデータですが、同書では「AESは高濃度では刺激性を示し、その閾値《しきいち》は1回の塗布《とふ》で濃度5％以上、反復塗布では1％付近、1回閉鎖貼付では0・1％付近と推定できる」と結論づけています。

ボディソープの場合、中身をタオルに直接つけて、それで体を洗います。したがって、1％程度含まれているとなると、皮膚に刺激を感じることになるのです。

アトピー性皮膚炎の原因になる?

さらに、表示指定成分であった防腐剤や酸化防止剤、タール色素などが含まれていて、それらが一度に皮膚に付着するのですから、人によっては刺激を感じたり、赤くなったり、発疹ができたりすることがあるのです。

私も、地方に出張してビジネスホテルに泊まったときに、ボディソープを使うことがありますが、たいてい皮膚に刺激を感じます。ふだん家では無添加石けんを使っていて、そうした刺激を感じることはありませんから、やはりボディソープに含まれる成分による刺激と考えられます。

それから、ボディソープを使った場合、肌に付着した成分をお湯で洗い流しても、なかなかきれいに落ちません。肌がぬるぬるしているような嫌な感覚を覚えるのです。これは、石けんで体を洗ったときには持つことのない感覚であり、ボディソープに含まれる成分によるものであることは間違いありません。

また、ボディソープが、アトピー性皮膚炎を引き起こしているケースもあるようです。

長年、アトピー性皮膚炎患者の治療を行っている、「いそべクリニック」(愛知県安城市）の磯辺善成院長は、数多くの治療例から、「アトピー性皮膚炎の最大の誘因は合成洗剤である」と確信しているといいます。

磯辺院長は、その著書『アトピーは合成洗剤が原因だった！』（メタモル出版）の中で、「私は過去、皮膚科医として2万5000名以上の患者さんたちに接し、あらゆる症例を診てきた結果として、アトピーの最大の成因（原因）が合成洗剤に代表される洗剤であるとの確信をもったのです」と述べています。

そして、ボディソープなどの合成洗剤をアトピー性皮膚炎の患者から切り離したところ、ほとんどの患者の症状がみるみる改善していったとのことです。

魚の大量死を起こした合成界面活性剤

さらに、ボディソープを使うと、河川を汚染することにもなります。とくにラウレス－4の影響が大きいのです。ラウレス－4が、ＰＯＥＲの一種であることは前に述べましたが、過去にそれが魚の大量死を引き起こすという事件が発生したのです。

1983年、横浜市戸塚区の団地内を流れる川で、コイが大量に死んでいるのが発見されました。そこで、市の公害研究所（当時）がその原因調査に乗り出し、川の水を調べたところ、ＰＯＥＲが19ｐｐｍの濃度で検出されました。コイが死亡した原因はＰＯＥＲ以外に考えられなかったため、ＰＯＥＲの19ｐｐｍ水溶液が作られ、その中にコイを入れる実験が行われました。

その結果、なんとコイは2分以内に死んでしまったのです。えらを調べたところ、その病理変化が、団地内で死んだコイと同じであることがわかりました。

つまり、ＰＯＥＲがえらに障害を起こしたため、呼吸ができなくなって、その川のコイも実験のコイも死んでしまったというわけです。

最近では、下水道が普及してきているため、家庭排水が直接河川に流れ込むことは減りましたが、まだまだ普及していない地域もたくさんあります。とくに地方の場合、普及していないところが多いのが実情です。そうしたところでボディソープを使えば、それが河川に流れ込んで、魚の生息を脅かすことになるのです。

皮膚に対する刺激性、また河川を汚染することなどを考えると、市販のボディソープを使うことは考えたほうがよいでしょう。少し昔に戻って、石けん（脂肪酸ナトリウム）を使うほうがよいと思います。

私が子どもの頃には、どこの家庭でも石けんを使っていましたが、それで何も問題はありませんでした。石けんは実は紀元前から使われていて、刺激性が少なく、安心して使うことができます。もちろん目に入ると、痛みを感じますが、顔を洗うときは目に入らないようにすればよいだけの話です。

なぜ石けんがお勧めなのか

石けんは、植物油にNa（ナトリウム）を結合させることによって作られます。植物油のほとんどは脂肪酸というもので、それにナトリウムが結合するため、脂肪酸ナトリウムというのです。

脂肪酸ナトリウムは、人間が作り出したものではありますが、自然界にあるものを単に結合させただけで、天然物質に近いものです。そのため、自然界で分解しやすく、人間の皮膚に対する刺激性も少ないのです。

脂肪酸ナトリウムには、毒性がほとんどありません。ラットに体重1kg当たり脂肪酸ナトリウムを10g以上経口投与しても半数が死亡することはなかったため、「無毒性～実際上無毒に属する」と判断されています（前出の『洗剤の毒性とその評価』）。ですから、子どもが誤って口に入れてしまっても、ほとんど心配はないのです。

一方、AESの場合、ラットに体重1kg当たり1・8gを経口投与すると、半数が死亡してしまいます。つまり、脂肪酸ナトリウムよりも5倍以上急性毒性が強いことになります。

また、前にも述べたように、人間の皮膚に対する実験では赤くなったり、強い刺激性を示したりすることが明らかになっているのです。

私の場合、体を洗う際には、ずっと石けんを使っています。タオルに石けんをこすりつけるという手間は必要ですが、ボディソープに比べて泡立ちがよく、また、何より刺激性が少ないので、気持ちよく体を洗うことができます。皮膚がカサカサする、かゆみを感じる、発疹ができるなどの肌トラブルで悩んでいる方は、ぜひ石けんを使ってみてください。

ただし、この際気をつけなければならないのは、石けんにもいろいろあるということです。ドラッグストアやスーパーには、各メーカーから発売されているさまざまな固形石けんがありますが、ほとんどに添加物が配合されています。

まず、金属封鎖剤のエデト酸塩が多くの製品に使われています。これは、石けんかすができるのを防ぐためのものです。脂肪酸ナトリウムは、水道水中のカルシウムやマグネシウムなどの金属と反応して石けんかすとなるため、その発生を防いでいるのです。

安くて肌にもやさしい無添加石けん

このほか、通常の石けんには、香料、着色料、酸化防止剤なども使われています。香料は、バラの香りなどさまざまな香り成分が使われています。また、着色料は、二酸化チタンやタール色素が使われています。二酸化チタンは石けんを白く見せるために、タール色素は、緑やピンク、黄色などさまざまな色に見せるために使われています。酸化防止剤は、エデト酸塩のほか、ＢＨＴ（ジブチルヒドロキシトルエン）などが使われています。

これらはいずれも、表示指定成分だったものです。つまり、皮膚に刺激性があったり、アレルギーを起こす可能性があるということです。したがって、肌がデリケートな人の場合、注意する必要があります。また、どんな人でも粘膜に刺激性を感じる心配があります。

そこで、私がお勧めしたいのが、そして私自身が使っているのが、無添加の固形石けんです。これは、脂肪酸ナトリウムのみで、香料や着色料などは一切使われていません。そのため、刺激性がほとんどないのです。最近では、ドラッグストアなどにも無添加の石けんが売られていますので、容易に入手することができます。

ちなみに私が使っているのは、シャボン玉石けんの［シャボン玉浴用］です。パッケージには「無添加石けん素地100％」と表示されています。つまり、すべてが石けん成分で、金属封鎖剤や香料などは一切使われていないということです。

そのため、刺激性はほとんどなく、泡立ちもよいため、気持ちよく洗えて、また、お湯で流すだけで石けん成分がきれいに落ちます。洗った後がさっぱりしていて、ボディソープで洗ったときのようなぬめり感がありません。

気になる値段ですが、3個入り（100g×3）で378円です。3個あると、かなり長期間使えますので、ボディソープに比べて割安だと思います。

なお、シャボン玉石けんも、1960年代は合成洗剤を製造販売していたのです。ところが、当時湿疹で悩んでいた社長が、「原因は自社製品にある」ということに気づいて、1974年から合成洗剤の販売をやめて、無添加石けんに切り替えたといいます。

このほかにも、牛乳石鹸共進社の［牛乳石鹸の無添加せっけん］、ミヨシ石鹸［無添加白いせっけん］などがあります。どちらも、成分は石けん素地、すなわち脂肪酸ナトリウムのみです。値段は、3個で425円および415円です。

NGその4 シャンプーで髪を洗う

シャンプーの成分が毛根に作用し、髪が抜けやすくなる

なぜ薄毛の人が増えたのか

最近、電車に乗っていて、とても気になることがあります。それは、髪の毛の薄い人が多いことです。髪の分け目が目立って全体的にも髪が少ない若い女性、白髪で明らかに毛が薄くなっている高齢の女性、頭のてっぺんや額が禿《は》げている中年の男性、髪の毛がほとんどなくなっている高齢の男性などなど。

そのせいか、かつら（ウィッグ）の人気が高まっているようで、テレビでは盛んに宣伝が流されています。とくに昼間のワイドショーの時間帯には、女性用のウィッグのC

Mが毎日のように流れています。それだけ需要も多いということなのでしょう。

どうしてこんなに薄毛の人が増えてしまったのでしょうか？

その原因は、みなさんが毎日行っているシャンプーを使った洗髪にあると考えられます。もちろん、すべてのシャンプーが悪いといっているわけではありません。ですが、もしあなたが髪や頭皮にトラブルを抱えているとしたら、使っているシャンプーに含まれている合成界面活性剤やそのほかの化学合成物質が、髪の毛や毛根にダメージをあたえて、髪の毛が少なくなっていると考えられるのです。

ベストセラー『医者に殺されない47の心得』（アスコム）の著者である近藤誠さんは、その中で、作家の五木寛之さんとのとても興味深い対談内容を紹介しています。

五木さんは、路上生活者に禿げている人がいないことに気づき、髪を洗うのをやめることにして、半年に一度くらいしか洗髪しなかったといいます。さすがに最近では、1カ月半に一度は洗髪するようになったといいますが、確かに五木さんは80歳を超えた今でも、豊かな長髪を維持しています。

おそらく五木さんは、路上生活者を見て、「洗髪」が薄毛の原因であると感じ、髪を洗わなくなったのでしょう。通常洗髪は、市販のシャンプーを使って行いますから、ここでの「洗髪」とは、当然シャンプーを使ってのものです。

それにしても、1カ月半に一度の洗髪というのは、私たちの常識からすると信じられないことですが、一方で、いかに日々の洗髪が薄毛の原因になっているかを物語っています。つまり、頭髪や頭皮によいと思ってしている洗髪が、逆にそれらにダメージをあたえ、薄毛の人を増やしていると考えられるのです。

髪を守るキューティクルが壊される

ドラッグストアやスーパーなどには、実に数多くの種類のシャンプーが売られています。ほとんどは女性向けですが、もちろん男性が使ってもかまいませんし、男性向けのトニックシャンプーもあります。その数を数えていったら、軽く50種類は超えそうですが、中身の洗浄成分は、どれもほとんど同じです。それは、台所用洗剤の主成分である合成界面活性剤のアルキルエーテル硫酸エステルナトリウム（AES）です。

AESにはいくつか種類があって、シャンプーに使われているのは、ポリオキシエチレンラウリルエーテル硫酸ナトリウムです。別名、「ラウレス硫酸Na」です。すなわち、ボディソープに使われているものと同じなのです。

さらに市販のシャンプーには、保存料の安息香酸Naやパラベン、タール色素、酸化防止剤のエデト酸塩など、表示指定成分だったものが多く含まれているのです。ですから、ボディソープと同様に刺激性があり、頭皮を赤くしたり、かゆみなどをもたらす可能性があるのです。

また、それらは髪の毛を形成しているキューティクルを傷つけてしまいます。キューティクルは髪の毛の表面にあるウロコ状の細胞で、いわば髪の毛を守っているものです。

そして、医学博士の坂下栄さんの研究によって、一部の市販のシャンプーがキューティクルを破壊することがわかりました。坂下博士は長年にわたり消費者の立場に立って、合成洗剤の有害性に関する研究に携わっている科学者で、合成洗剤研究の第一人者です。

その研究は、『合成洗剤――買わない主義　使わない宣言』(メタモル出版)にまとめられていて、市販のシャンプーで洗髪することによって受けた髪の毛のダメージの実例が、いくつも写真入りで紹介されています。

キューティクルの破壊が抜け毛の原因

たとえば、毎日市販のシャンプーで洗髪しているという15歳の女性の毛髪の電子顕微鏡写真が掲載され、それについて、「表層に20層もあるキューティクルが全くない。深部の毛髄質《もうずいしつ》の糸状の細胞が見られ、それも枝のようにはねている」と解説しています。

つまり、キューティクルが完全に破壊されてしまって、毛髄質がむき出しの状態になり、しかもその一部が飛び出して、曲がっている状態になっているのです。

また、毎日市販のシャンプーで洗髪している22歳の女性は、20層あるキューティクルが溶けてしまい、変形していました。同様に毎日洗髪している20歳の女性は、キューティクルが完全に破壊され、崩れ落ちており、同様に毎日洗髪している45歳の男性は、キューティクルが溶けて落ちかけていました。

このように毎日市販のシャンプーで髪を洗っていると、キューティクルが破壊されて、髪が傷んでしまうことがあるのです。

調査を行った坂下博士は、「破壊の進行具合は、もちろん洗髪の頻度、回数によって個人差が出てくることになりますが、ふだんから洗髪の頻度が高ければ高いほど、当然、深刻なレベルにまで進行していると考えておくべきでしょう」と分析しています。

つまり、髪によかれと思ってしている毎日の洗髪が、シャンプーに含まれる合成界面活性剤などの影響によって、逆に髪を傷つける結果になっていると考えられるのです。

そして、このキューティクルの破壊が抜け毛と関係しているのです。

というのも、キューティクルが不完全になると毛が抜けてしまうことは動物実験で確認されており、それは人間にも当てはまると考えられるからです。

シャンプーが薄毛をまねく？

国立遺伝学研究所の研究グループは、この実験でマウスのある遺伝子のスイッチを入れる特定因子が働かないようにして観察しました。すると、そのマウスは正常に発毛しましたが、生後15日頃より、しだいに頭から脱毛が始まりました。そして、約1週間後には全身の毛が抜けてしまったのです。

しかし、再び発毛が起こり、さらに約25日後に再び脱毛しました。

つまり、発毛と脱毛のサイクルは正常に機能していますが、脱毛が異常に早く起こってしまうために、周期的な脱毛状態を繰り返すことになったのです。

その原因を調べたところ、この特定因子は、キューティクルを構成するたんぱく質のケラチンを作る遺伝子の発現と深い関係があり、特定因子がなくなると、ケラチンの量が著しく減少することがわかりました。

そして、電子顕微鏡で観察したところ、キューティクルとその外側の層（毛根部の毛を包んでいる層）とを結合している「ちょうつがい構造」がなくなっていて、この欠損が脱毛の原因であることが明らかになったのです。

つまり、毛のキューティクルが不完全な状態になると、毛と毛根部を繋ぎとめている「ちょうつがい構造」が失われて、その結果、毛が抜けてしまうということなのです。

前の坂下博士の研究から、市販のシャンプーがキューティクルを壊している可能性は高いといえます。すると、このマウスと同じようにキューティクルが不完全な状態になり、「ちょうつがい構造」が失われてしまうと考えられます。そうなれば、毛は毛根部から離れてしまう、すなわち抜けてしまうことになります。

これは十分起こり得ることです。シャンプーに含まれるＡＥＳの一種のラウレス硫酸

Naは浸透力が強いうえに、そのほかの防腐剤や酸化防止剤、着色料などはいずれも分子量が小さいため、毛穴から浸透していきます。そのため、頭皮下の毛のキューティクルは、毛髪のキューティクルと同様に破壊されて不完全な状態になります。その結果、毛と毛根部を繋いでいる「ちょうつがい構造」が失われてしまい、毛が抜けてしまうと考えられるのです。

毎日市販のシャンプーで髪を洗うということは、これが繰り返されることであり、結果的に「ちょうつがい構造」の欠損につながります。それが長期間続けば、当然ながら毛は少しずつ抜けていき、薄毛になってしまうと考えられるのです。

毛根部のダメージが大きいと髪が薄くなる

さらに、シャンプーの成分が、毛を作り出す毛根部にダメージをあたえ、毛が作られにくくなって、結果的に薄毛になっていることも考えられます。

毛髪は次ページの図のように毛幹部と毛根部とに分けられます。私たちが通常「髪の毛」と呼んでいるのは毛幹部のことですが、重要なのは毛根部なのです。なぜならそこ

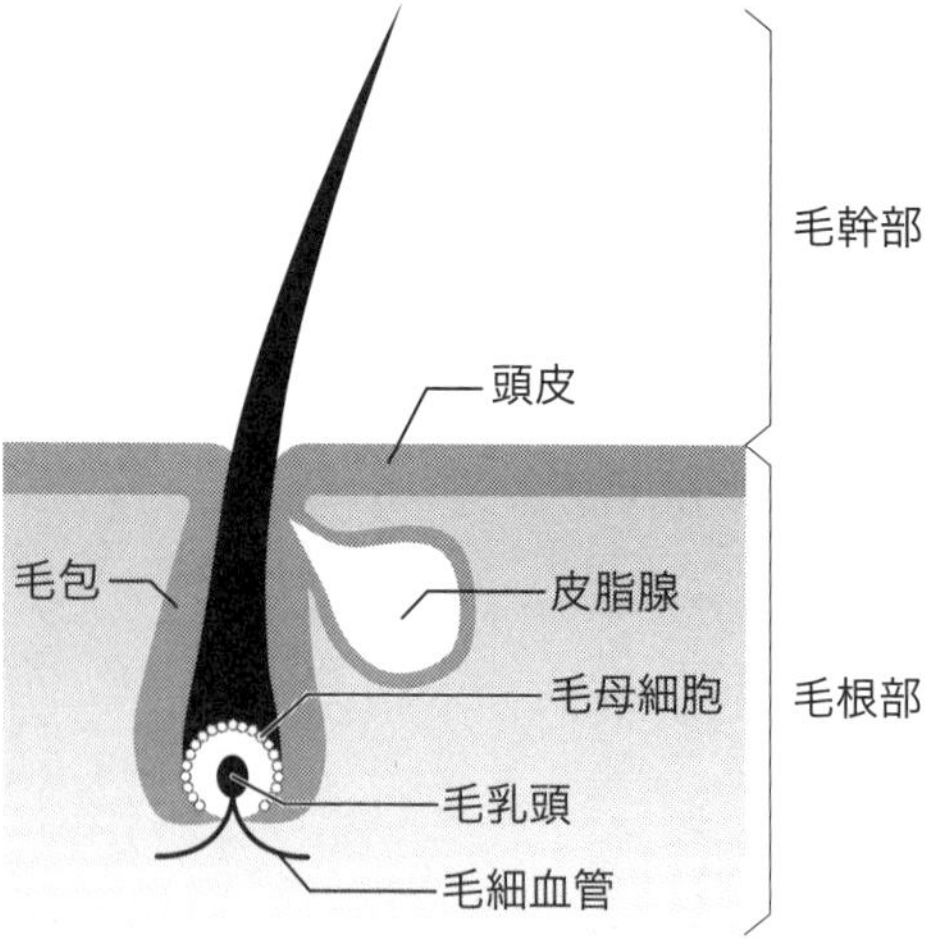

で髪が作られており、それが正常に機能しないと、髪の毛も成長しないからです。

毛根部で毛が作られる仕組みは、次のようなものです。

毛細血管を通ってきた栄養と酸素は毛《もう》乳頭《にゅうとう》に運ばれ、さらに毛母《もうぼ》細胞に送られます。毛母細胞はいわば毛髪のもとになる細胞で、その細胞が増殖して角化《かくか》（角質化）することによって、毛髪が形成され、押し上げるように成長していくのです。そして、その表面にできるウロコ状のものがキューティクルです。

したがって、毛細血管の流れが悪くなれば、栄養と酸素が十分に毛乳頭に運ばれないことになり、毛母細胞の増殖が鈍って、毛髪の成長が悪くなります。ちなみに、育毛の方法として頭皮マッサージがありますが、これは毛細血管の流れをよくしようというものです。

つまり、毛母細胞の増殖をいかにして促すかが、育毛にとってもっとも重要なことなのです。

ところが、市販のシャンプーに含まれるAESや防腐剤、酸化防止剤、着色料などが、大切な毛母細胞にダメージをあたえている可能性があるのです。

AESには、たんぱく質変性作用があります。台所用洗剤を素手で使うと、皮膚がヒリヒリしたり、また、NGその3で紹介した人間の皮膚に貼付した実験で赤くなるのは、その作用によると考えられます。

それは皮膚の細胞に悪影響をあたえているということであり、毛根部でも同様なことが起こっていると考えられます。つまり、毛穴の隙間から浸透したAESが、毛根部の毛乳頭、さらには毛母細胞に達して、それらにダメージをあたえていると考えられるのです。そして、皮膚の細胞に対するのと同様に毛母細胞に対しても、変性作用を示していると考えられるのです。

私の髪がフサフサな理由

さらに、防腐剤や酸化防止剤、着色料などの化学合成物質が毛穴から毛根部に浸透し、影響を及ぼしていると考えられます。

髪の毛の表面に付着したＡＥＳや防腐剤などは、お湯ですすぐことで洗い流すことができますが、毛根部に浸透した成分を洗い流すことは困難です。

したがって、長時間にわたって影響を及ぼすことになります。その結果、毛乳頭や毛母細胞がダメージを受け、髪の毛の発育が悪くなると考えられるのです。

では、どうしたらいいのでしょうか？　前出の五木寛之さんのように１カ月半も洗髪しないというのは、現実的には無理な話です。髪が汚れてきて気持ちが悪いですし、においってくるからです（それにしても、五木さんはどうして平気なのでしょう？）。

そこでお勧めしたいのが、石けん、または石けんシャンプーによる洗髪です。

私の場合、前に無添加の石けんで体を洗っていると書きましたが、実はその石けんで髪も洗っているのです。洗い方は、ごく簡単です。シャワーで頭を濡らして、その後石けんを頭にこすりつけるのです。そして、シャンプーを使ったときと同様に、手で髪の毛を洗って、その後シャワーで石けんを洗い流すというものです。

石けんは落ちやすいので、すすぎは簡単にすみます。なお、石けんに髪の毛が1～2本つきますので、それはシャワーで洗い流すようにしています。

そのためか、60歳近くになっても、私の髪はフサフサしています。時々都内や地方で講演をして、その際に自分の年齢をいうことがあるのですが、参加者の多くは、驚いたような表情をされます。60歳というと、髪の毛が薄くなったり、白髪が多かったりするイメージだと思いますが、それとはだいぶかけ離れているからでしょう。

石けんはキューティクルを壊さない

私も20代の頃は、市販のあるシャンプーを使っていました。フケを防止できるということをテレビCMで宣伝していた製品です。

ところが、洗った翌日に、なぜか頭皮に小さな脂肪の塊ができてしまうのでした。ちょうど松脂《まつやに》のように頭皮にこびりつくのです。

そこで、「どうしてだろう？」と考えて、洗髪の際に頭皮に傷ができて、そこからシャンプーの成分が浸透するからではないか、と思いました。つまり、成分の化学合成物質が頭皮に軽い炎症を起こし、その結果として脂肪が滲み出てきて、固まるのではないかと考えたのです。

その後、シャンプーを使うのをやめて、石けんで髪の毛も洗うようにしました。すると、小さな松脂のような脂肪の塊はできなくなりました。石けんの成分である脂肪酸ナトリウムは毒性が低く、刺激性も弱いので、頭皮に炎症を起こすことがなかったのです。

それから、私はずっと石けん、あるいは石けんシャンプーで髪の毛を洗っています。そのためか床屋さんに行くと、「髪の毛が多いですねぇ」といわれます。白髪もないわけではありませんが、この歳になっても、染めなくてもそれほど目立ちません。

また、石けん、あるいは石けんシャンプーで洗うと、キューティクルが傷つきません。前出の坂下博士の研究でも、石けんシャンプーを使っていると、キューティクルがきれいに保たれることがわかっています。前出の著書には、生後から石けんシャンプーを使っているという8歳の男の子、および石けんシャンプーに替えて15年以上たつという40代の女性の髪の毛の電子顕微鏡写真が掲載されていますが、いずれもキューティクルはきれいなウロコ状に保たれています。

「石けんで髪を洗うとパサパサになるのでは？」という人がいます。確かに最初石けんで洗うと、油分が失われるため、パサパサした感じになるのですが、体というのは実にうまくできているもので、石けんで洗っているうちにだんだんそれほどパサつかなくなってくるのです。おそらく頭皮が適度に脂肪を分泌するようになるのだと思います。

女性には「石けんシャンプー」がお勧め

さて、女性の場合ですが、髪の毛が長い人が多いので、固形石けんでごしごしするというのも、なかなか難しいかもしれません。

また、「そんなの嫌だ」という人も少なくないでしょう。

そんな人は、市販の石けんシャンプーを使うとよいでしょう。今やドラッグストアやスーパーなどには、さまざまな石けんシャンプーが売られています。たとえば、ミヨシ石鹸の「無添加せっけんシャンプー」という製品があります。成分は、「水、カリ石ケン素地」で、香料、着色料、防腐剤などは添加されていません。

カリ石ケンというのは、脂肪酸カリウムのことです。通常の石けんは、脂肪酸にナトリウムを結合させた脂肪酸ナトリウムのことですが、ナトリウムの代わりにカリウムを結合させたものが、脂肪酸カリウムです。性質は脂肪酸ナトリウムとほとんど変わりません。一般に洗髪に適しているとされています。

試しに「無添加せっけんシャンプー」を何度も使ってみましたが、洗っているときは固形石けんと同じような感じです。ただし、洗い流すときに、きしむような感じがしますが、丁寧にすすげば、きれいに洗い流すことができます。髪の毛が乾いた後は、固形石けんで洗ったのとほとんど変わりありません（むしろ、ふんわりすることはありません）ので問題はないでしょう。

女性の場合は髪が長い方も多いので、リンスも使うとよりいいでしょう。そのほうが洗髪後のお手入れもしやすいと思います。すすぐ際のきしみもなくなるので、しっかり洗い流せます。そこでお勧めしたいのは、石けんシャンプー用のリンスです。ミヨシ石鹸からは、「弱酸性せっけん専用リンス」が発売されています。成分は、「水、クエン酸、クエン酸Na」です。酸には、髪を柔らかくする作用があるようで、昔からお酢を使うといいといわれています。この製品では、お酢の代わりにクエン酸とクエン酸Naを使っているわけです。

なお、クエン酸はかんきつ系の果物に多く含まれている酸で、安全性に問題はありません。これにナトリウムを結合させたものがクエン酸Naで、これも安全性に問題はありません。

このほか、シャボン玉石けんの「無添加せっけんシャンプー」があります。成分は、「水、カリ石けん素地」で、使ってみましたが、サラッとしてすすぎも簡単な印象を受けました。また、同社からは「無添加せっけんシャンプー専用リンス」が出ていて、成分は「水、グリセリン、クエン酸、エタノール、クエン酸Na、キサンタンガム」です。

グリセリンは、脂肪を構成するものなので、安全性に問題はありません。キサンタンガムは、天然添加物の一種で、これも問題はありません。試しに使ってみましたが、クエン酸とクエン酸Naという2種類の酸が入っているので、多少頭皮に刺激を感じましたが、すすぐと洗い流されてすっきりするので、とくに問題はありませんでした。

ノンシリコンシャンプーを買う必要はない

ところで、最近、ノンシリコンシャンプーが次々に売り出されて人気を集めています。テレビでもCMが頻繁に流されていて、ドラッグストアなどには、高級感のあるボトルに入った製品が並べられています。値段は1本（500㎖）1000円前後と、通常のシャンプーよりも高めです。

しかし、これらは通常のシャンプーとほとんど変わらないのです。

シリコンとは、シリコン樹脂のことで、ケイ素（Si）と酸素（O）を骨格として、それに炭素（C）や水素（H）が結合した高分子の化学合成物質です。いくつも種類があって、総称して「シロキサン」といい、市販のシャンプーやリンス、トリートメントなどに配合されています。髪の毛に付着してサラサラ感やツヤを出せるからで、手櫛をしたときにスーッと通りやすくなります。

シリコンの中でもっともよく使われているのは、ジメチコン（ジメチルポリシロキサン）です。シリコンオイルの一種で、水をはじく力が強いため、乳液やクリームなどにも使われています。このほか、ジメチコール（ジメチコンに水酸基が結合したもの）やシクロペンタシロキサンなどもよく使われています。働きはジメチコンとほぼ同じです。

これらのシリコンが、髪の育成を悪くするという指摘がネット上などでよくなされています。髪の毛を覆うように付着するので、毛の表面のキューティクルが破壊されてしまい、また、シリコンが毛穴に詰まって、毛の生育が悪くなるというのです。そのため、「シリコンは髪に悪い」という認識が広まったのです。

そこで、ノンシリコンシャンプーの登場となったわけです。

しかし、もともと市販のシャンプーには、それほどシリコンは使われてはいないのです。もっともポピュラーな［メリットシャンプー］（花王）は、実はノンシリコンです。［いち髪］（クラシエホームプロダクツ）や［シーブリーズシャンプー］（資生堂）、男性用の［サンスタートニックシャンプー］（サンスター）なども、すべてノンシリコンなのです。

ちなみに、ノンシリコンシャンプーとして大々的に宣伝されているほとんどの製品には、ラウレス硫酸Na（ポリオキシエチレンラウリルエーテル硫酸ナトリウム）が配合されています。ノンシリコンシャンプーをお持ちの方は、成分表示を確認してみるといいでしょう。

また、エデト酸塩やパラベンなどの表示指定成分も含まれています。結局、従来の市販のシャンプーとそれほど変わらないのです。なお、ノンシリコンシャンプーについて詳しく知りたい方は、拙著『新・買ってはいけない9』(金曜日)をご参照ください。

NGその5 健康のためにサプリメントを飲む

苦情が多く、肝臓障害を起こすことも ⬅

サプリメントの効果は不明である

いわゆるサプリメントが、テレビの通販番組で連日紹介されています。新聞でも大きく宣伝され、インターネットではおびただしい種類の商品が売買されています。また、街中のドラッグストア、薬局、コンビニなどでも、各メーカーの製品がズラッと並べられています。まさにサプリメント花盛りという感があります。

サプリメントは、錠剤やカプセルであったり、あるいはドリンクであったりと、医薬品と同じような形態をしています。そのため、医薬品と同様に「効果がある」と思っている人が多いようですが、それは大きな勘違いです。

医薬品の場合、人間を対象にして安全性や効果を確認する臨床試験が行われて、それらが立証されたものが、製造と販売を認められます。

しかし、サプリメントについては、そうした試験は行われていません。したがって、効果も安全性もよくわかっていないのです。

俗に効果があるといわれていたり、細胞レベルでなんらかの効果があったものが、いつの間にか「人間にも確かに効果がある」ということになってしまい、高額な値段で売られているのです。

消費者の中には、「サプリメントは医薬品と違って副作用がない」と思っている人も多いようですが、そうとはいえません。これまで国民生活センターや全国の消費者センターには、サプリメントを含めた健康食品によって被害を受けた人の苦情や相談がたくさん寄せられています。その数は化粧品などと並んで常に上位を占めているのです。

ところで、サプリメントは実に多くの種類がありますが、中でも目を引くのが、ダイエット用の製品です。各メーカーから、さまざまなものが出ていて、テレビＣＭが流されているものも少なくありません。

しかし、中には体に障害を起こすものがあるので、注意しなければなりません。

とくに問題なのが、セイヨウエビラハギ（別名、メリロート）という植物のエキスを成分としたものです。

メリロートは肝臓障害を引き起こす

メリロートは、ヨーロッパやアジアに生息しているマメ科の植物で、俗に「足のむくみをとる」といわれています。クマリンという独特の成分が含まれているため、それが太ももの血管を広げて、血流をよくするからというのが、その理由です。クマリンの作用は強く、医薬品の成分としても使われています。

しかし、その作用が強いためか、肝臓に悪影響が現れることがあるのです。10年ほど前に、メリロートを原料としたダイエットサプリを食べて、健康被害にあったという例がいくつもあって、国民生活センターなどに苦情が寄せられたことがあります。２００３年には、ある製品を食べた女性２人が、肝臓障害を起こして入院するという事例が発生しました。

厚生労働省では、これらの事例をその年の12月に公表して、消費者に注意を呼びかけました。これはおそらく氷山の一角で、表に出てきていない被害例がほかにもあったものと思われます。

こうした事態を重く見た国民生活センターでは、メリロートを原料とした市販の11製品について、成分分析を行い、1日摂取目安量に含まれるクマリンの量を調べました。

その結果、3つの製品から医薬品の最大服用量を超えるクマリンが検出されたのです。

その一つは、入院事例が発生した製品で、医薬品の最大服用量の2・3倍も含まれていました。肝臓障害を起こした2人の女性は、一度に大量のクマリンを摂取したことで、悪影響が現れたと考えられます。

メリロートを大量に摂取すると、害が現れることは、医学界や研究者の間ではよく知られていることです。国立健康・栄養研究所の『『健康食品』の安全性・有効性情報』によると、「経口で大量に摂取する場合、知覚麻痺や一時的な肝臓障害を起こす可能性があり、妊娠中・授乳中の安全性については十分な情報がないことから使用は避けるべきである」と記載されています。

このほか、「25歳女性（日本）がメリロートエキス、ブルーベリーエキスを約4カ月摂取し、メリロートエキスの含有成分であるクマリンが原因と疑われる肝臓障害をおこしたという報告がある」とも記載されています。やはり、メリロートは肝臓に障害をもたらす可能性が高いということです。

販売中止となったメリロート製品

一方、その効果については、「ヒトでの有効性については、慢性静脈不全については有効性が示唆されているものの、その他のヒトでの有効性は十分な情報が見当たらない」としています。慢性静脈不全に対する効果は、メリロートに含まれるクマリンによるものと考えられます。だからこそ、クマリンは医薬品の成分として使われているのです。

この効果はクマリンが静脈の血管を広げることで血行がよくなり、その結果として現れるものであって、多少足のむくみの改善には役立つのかもしれません。しかし、ダイエットとはほとんど関係ないでしょう。いうならば、足のむくみを改善するということを、足がスリムになるということにすり替え、さらにダイエット効果があるという結論に無理やり持っていったようです。

はたして、こうした製品をお金を出して手に入れ、飲む価値があるのでしょうか？ほとんどないでしょう。それどころか、肝臓障害を起こす可能性があるのですから、飲むのは危険なのです。

現在、メリロートを成分とした製品は、前述の製品以外はほとんど販売されていません。前出の国民生活センターの分析結果が発表された２００４年６月の時点で、医薬品の最大服用量を超えた製品を販売していたほかの２社は、すでに販売を中止していたのです。厚生労働省が被害例を発表した時点で、販売し続けるのは難しいと判断して、中止を決めたのでしょう。

ところが、前述の製品を売る会社だけはその後も販売を続け、今でもコンビニなどで売られています。ダイエットに効果があると思って飲んで、自分でも知らないうちに肝臓にダメージを受けている可能性があるのです。したがって、飲んでいる人は今すぐやめたほうがよいでしょう。

ブルーベリーサプリに効果は認められない

ダイエットサプリと並んで、コンビニやドラッグストアなどでよく見かけるのが、ブルーベリー（ビルベリー）エキスを成分とした製品で、各社から販売されています。高齢化が進んで、老眼で文字が見えにくくなっている人が多いためか、需要が高いようです。

ブルーベリーにはいくつか種類があって、ヨーロッパ南部に生息するビルベリーという品種の果実には、アントシアニンという紫の色素が多く含まれています。それが目の機能を高めるということで、俗に「眼精疲労や近視によい」といわれていて、そのエキスを原材料としたサプリが売られているのです。

しかし、その効果を裏づける証拠はないようです。前出の『『健康食品』の安全性・有効性情報』によると、「ビルベリーの果実はアントシアニン類を豊富に含むため、俗に『眼精疲労や近視によい』などといわれているものであるが、ヒトでの有効性については信頼できるデータが見当たらない。安全性については、通常食事に含まれる量の果実の摂取はおそらく安全であると思われるが、治療目的や大量摂取での信頼できるデータは十分ではない。葉は経口で大量に摂取した場合、危険性が示唆されているため避けるべきである」とのことです。

15人の視力のよい若年男性で行った二重盲検試験によると、ビルベリーエキス160㎎を1日3回、3週間摂取しても、夜間の視力やコントラスト感度は、プラセボ（偽薬）群と差がなかったといいます。

また、男性15名（25～47歳）にビルベリー抽出液480㎎／日（アントシアノサイド25％含有）を21日間摂取させた試験で、夜間視力およびコントラスト感度に影響は認められなかったといいます。

つまり、ビルベリーに視力を回復させる効果はないということなのです。

懸念される添加物の影響とは

それでもビルベリーエキスを成分としたサプリが販売され続けているのは、「藁《わら》にもすがりたい」という人が多く、そんな人たちが買い求めているからでしょうか。

しかし、効果が期待できないうえに、安全性の点でも不安があるのです。

たとえば、ある会社のブルーベリーサプリの原材料は、「ビルベリーエキス、でんぷん、カシスエキス、セルロース、ショ糖エステル、シェラック」で、セルロース以降が食品添加物で、3品目使われています。試しに口に含んでみたところ、とても変な味がして、飲み込んだところ、胃に刺激を感じました。これを毎日飲み続けた場合、胃の粘膜がかなり刺激されて、荒れてしまうのではないかと懸念されます。

セルロースは植物の細胞壁を構成する成分で、ブドウ糖（グルコース）が鎖状にたくさん結合しており、海藻やさつまいも、とうもろこしなどから得られます。したがって、安全性に問題はないと考えられます。

ショ糖エステルは、正しくはショ糖脂肪酸エステルといい、ショ糖（砂糖）と脂肪を構成する脂肪酸を結合させたもので、ほとんど問題はないと考えられます。

シェラックは、光沢剤の一種で、ラックカイガラムシという昆虫から抽出されたものです。主成分は、それに含まれている独特の酸で、それが胃の粘膜を刺激するのかもしれません。いずれにせよ、そもそも効果は期待できないのですから、飲むのはやめたほうがよいでしょう。

ところで、ブルーベリーサプリを利用しているのは、視力が衰えたというのが一番の理由だと思いますが、その原因で多いのは、やはり老眼でしょう。私の周辺にも、50歳をすぎて老眼で困っている人はたくさんいますし、かくいう私も年齢のせいか、老眼気味です。では、なぜ老眼になるのでしょうか？

目のレンズの役割をしている水晶体は、それを支える毛様体筋によって自動的にその厚みが調節されて、近くにあるものや遠くにあるものがはっきり見えるような仕組みになっています。

ところが、年齢を重ねるとともに水晶体の弾力性が失われ、さらに毛様体筋の力が弱くなり、水晶体の自動焦点機能が低下してしまいます。そのため、ピントがあわなくなって、近くのものがぼやけて見えるようになるのです。これが、いわゆる老眼です。

サプリの多くは薬事法違反？

したがって、水晶体の弾力性をとり戻して、毛様体筋の力をもとのように戻せば、老眼をある程度改善できるのです。そのためには、目の運動をして、筋肉の力をつけることが効果的です。それに最適な目の運動をご紹介しましょう。

まず目をギュッとつぶって、次に開いて眼球を上、下、右、左と動かします。それを何度も繰り返すのです。眼球をグルグル回すのもよいでしょう。これらによって、眼球を支えている眼筋が鍛えられて、それにともない毛様体筋も鍛えられるのです。

この方法は、視力向上に関する本やテレビなどで紹介されたものですが、私も試したところ、確かに視力が改善されて、ぼやけていた新聞や本の文字がはっきり見えるようになりました。おそらく毎日繰り返して行えば、ある程度視力が回復するのではないかと思います。お金もかかりませんし、もちろんまったく安全な方法ですから、「どうも文字がぼやけてしまって」という人は、ぜひお試しください。

このほか、ブルーベリーサプリと並んで各メーカーから発売され、テレビや新聞などで盛んに宣伝されているのが、グルコサミンやコンドロイチン硫酸を成分としたサプリメントです。いずれも膝の関節の痛みをやわらげる効果が暗示的にうたわれています。

しかし、本当は医薬品や医薬部外品以外は、暗示的な表現も含めて、効果をうたってはいけないのです。これは、薬事法の第66条と第68条で定められています。

サプリメントは外見が医薬品や医薬部外品に似ていますが、実際にはそうではなく、分類上はただの食品です。ところが、巧みに効果を暗示的に表現しています。そのため、市販されている製品の多くは、薬事法に違反している可能性があるのです。したがって、グルコサミンを成分とした製品も、薬事法違反の疑いがあるのです。

ただし、グルコサミンについては、これまでの人間に投与した試験で、ある程度の効果が認められているようです。「『健康食品』の安全性・有効性情報」によると、「ヒトでの有効性については、硫酸グルコサミンの摂取が骨関節炎におそらく有効と思われている」と記載されています。

効果がはっきりしないコンドロイチン

軟骨は65〜80%が水分で、残りの固形成分の約半分が、たんぱく質の一種のコラーゲンでできています。コラーゲンは、建物にたとえると鉄骨に当たり、それをとり囲むようにグルコサミンやコンドロイチン硫酸が存在し、軟骨を形成しています。

グルコサミンは、グルコース（ブドウ糖）の一部の水酸基（－OH）がアミノ基（－NH２）に置き換わったもので、基本的にはグルコースと同じ化学構造をしています。グルコースは容易に腸から吸収されますから、グルコサミンも同様に吸収されると考えられます。

そして、おそらくそれが関節に移行して、軟骨の形成に役立つのだと思います。その結果、効果が現れるのでしょう。

ただし、市販されているグルコサミンのサプリメントを人間が実際に飲んで、膝の痛みがなくなったことが確認されているわけではありません。ですから、数多く出回っている製品を飲んで、どのくらいの効果が現れるのかは未知数です。

一方、コンドロイチン硫酸については、「『健康食品』の安全性・有効性情報」によると、「ヒトでの有効性については、骨関節炎の緩和に対する検討が行われているが、見解が一致しておらず、まれに上腹部痛、吐き気、などの副作用がみられる」と記載されています。どうやら効果は認められていないようです。

高齢になって膝の痛みで悩んでいる方は、かなりの数にのぼると思われます。だからこそ、グルコサミンやコンドロイチン硫酸を成分としたサプリメントが売られ続けているのでしょう。

しかし、軟骨の固形成分の半分はコラーゲンなので、まずゼラチンパウダー（コラーゲンを分解したもの）を食べて、コラーゲンを補給することをお勧めします。これについてはNGその11で詳しく解説しますが、添加物は使われていないので安心ですし、価格も安いので、とても経済的です。私の経験からいうと、ゼラチンパウダーによっておそらくある程度膝の痛みは解消されるのではないかと思います。

NGその6 お風呂に入浴剤を入れる

入浴剤の効果は確認されておらず、
皮膚障害を起こすことも

入浴剤が「肩こりや腰痛、痔に効く」は本当か

「今日は疲れたので、入浴剤をお風呂に入れて疲れをとろう」――こんなふうに思っている人は多いと思います。あるいは毎日入浴剤を入れているという人も少なくないでしょう。

しかし、それはほとんど無駄なことかもしれません。それどころか、皮膚炎などの肌トラブルを起こすこともあるのです。

ドラッグストアやスーパーなどでは、さまざまな入浴剤が売られています。楕円形の

大きめの容器に入ったものから、各地の温泉のお湯を真似たもの、食べ物の形や香りを真似たものなど、実にバラエティに富んでいます。そして、それらには通常効能・効果がうたわれています。たとえば、ある入浴剤には、次のように表示されています。

「効能：疲労回復、冷え症、肩のこり、腰痛、神経痛、リウマチ、痔、荒れ性、あせも、しっしん、にきび、ひび、しもやけ、あかぎれ、うちみ、くじき」

これらの効能は、ほかの製品にも同じように表示されています。食品や生活用品に効能・効果をうたうことは薬事法で禁止されていますが、医薬部外品の場合、それが認められています。入浴剤は、厚生労働省から医薬部外品として認められているものが多いため、効能を表示することができるのです。

それにしても、すごい効能です。疲労回復や肩こり、腰痛ばかりでなく、神経痛やリウマチ、痔にまでも効くというのですから、そこらの医薬品よりもよほど効果がありそうです。そこで、どんな薬効成分が入っているのかと見てみると、「有効成分：乾燥硫酸ナトリウム、炭酸水素Na」と、これだけです。

硫酸ナトリウムは、乾燥剤や下剤などに使われているもので、それを乾燥させたのが乾燥硫酸ナトリウムです。温泉の成分としても知られているため、入浴剤にも使われているのです。

炭酸水素Naは、重曹ともいわれ、食品に膨張剤（食品添加物の一種）としてよく使われています。また、胃腸薬としても使われていて、水に溶けると、炭酸を発生します。

効果のありそうな成分は1つも含まれていない

有効成分は、この2つだけです。ということは、これらによって前述の効能が発揮されるというわけですが、にわかには信じられません。おそらく読者の方も同じ気持ちでしょう。実はその感覚は、正しいのです。ズラッと表示された効能は、確認されたものではないからです。

入浴剤は、厚生労働省が定めた「浴用剤製造（輸入）承認基準」に基づいて製造が承認されていますが、この基準が実にいい加減なのです。塩化ナトリウム（食塩）、乾燥硫酸ナトリウム、炭酸水素ナトリウムなど14種類のいずれかの成分を合計70％以上配合してあれば、前述の効能をうたうことができるのです。極端な話、食塩を70％以上含んでいれば、それらの効能をすべてうたうことができるのです。

しかし、これはどう考えても真実ではありません。お風呂のお湯に塩を入れただけで、肩こりや腰痛のほか、リウマチ、神経痛、痔まで治るなんてことはありえないからです。

どうしてこんなウソがまかり通っているのでしょうか？

それは、一つには、医薬部外品の制度を管轄している厚生労働省が、おざなりな基準を作っているからです。

「週刊金曜日」２００７年2月16日号の「新・買ってはいけない」のコーナーで入浴剤をとり上げた際に、同省の担当官を取材したのですが、次のような驚くべき回答を得ました。


「入浴剤（浴用剤）は、温泉に入っている成分を人工的に作って、それを入浴する際に使おうというもの。肩こりが治る、血行を促進するなどが入浴剤の効能としてあるが、実際にそれを確かめる臨床試験が行われたことはないと思う。この基準にある効能・効果は、天然の温泉でいわれている効能・効果をそのまま持ってきた部分があると思うが、塩化ナトリウムなどの成分を入れて、温泉と同じような効果を期待するものではない」

つまり、入浴剤に表示された効能は、実際に確認されたものではなく、単に通常の温泉でいわれている効能をそのまま表示しただけということなのです。

温泉タイプの入浴剤も同じこと

おそらく多くの消費者は、表示された効能を見て、それらを期待して入浴剤を買っているでしょう。とくに高齢者、あるいはリウマチや神経痛などの持病を抱える人は、少しでも痛みがとれればということで、入浴剤を使っている人も少なくないと思います。しかし、実際には効能は確認されていないわけではないのですから、ほとんど無駄になっているわけです。

本来なら効能が確認されていないのであれば、医薬部外品としては認めず、効能をうたうことも禁止すべきです。しかし、消費者の利益よりも、業者の利益を優先させている厚生労働省は、いい加減な効能の表示をずっと認めたままなのです。これでは、消費者は損をするばかりです。

これは、温泉タイプの入浴剤にも当てはまることです。草津や箱根、道後など各地の有名温泉の名前がつけられていて、いずれも前述のような効能が表示されています。「温泉気分を味わいながら、疲れや体の痛みをとろう」と、お風呂に入れている人も多いと思います。

しかし、温泉タイプの入浴剤の有効成分も、同様に乾燥硫酸ナトリウムと炭酸水素Naがメインで、そこに食塩や塩化カリウムなどが加えられているだけです。ですから、通常の入浴剤とほとんど変わりがないのです。着色料や香料を加えることで色やにおいを変えて、「草津」や「箱根」などと勝手に命名しているにすぎないのです。

入浴剤は、決して安くはありません。とくに温泉タイプの製品は10回分で500円前後します。毎日使っていると、年間でけっこうな額になります。

しかも、入浴剤が原因で皮膚がかぶれたり、かゆくなったりするケースがあるので注意が必要です。これらの製品には、有効成分のほかに、「その他の成分」が含まれていますが、通常合成着色料のタール色素が含まれています。それが肌トラブルの原因となることがあるのです。

入浴剤に含まれる色素が皮膚障害の原因になる？

入浴剤をお風呂に入れると、緑や青、黄色などの鮮やかな色がパーッと広がりますが、それはタール色素によるものです。青２（青色2号）、黄５（黄色5号）、赤１０２（赤色１０２号）など数多くのタール色素が、各製品に使われています。

タール色素は19世紀の中頃にドイツで開発されましたが、その当時はコールタールから作られていたため、その名前がついています。その後コールタールに発がん性が認められたため、それは使われなくなり、現在は石油製品を原料に化学合成されています。

しかし、タール色素については、以前からその安全性に疑問が持たれているのです。

その理由の一つは、その化学構造にあります。アゾ結合やキサンテン結合といった独特の構造を持っていて、動物や人間の遺伝子に作用しやすく、突然変異を起こして、細胞のがん化の引き金になることがあるのです。また、動物実験でも、発がん性を示唆する結果が得られているものが多いのです。

タール色素の一部は、食品添加物として認可されていますが、一度使用が認められながらも、その後発がん性などの毒性があることがわかり、使用禁止になったものが少なくないのです。赤1（赤色1号）、赤101（赤色101号）、黄3（黄色3号）などがそうです。

ですから、現在入浴剤に使われているタール色素も、いわばグレーの状態なのです。そんなこともあって、タール色素は、表示指定成分のリストに入っていたのです。前述のように表示指定成分とは、皮膚障害やアレルギー、がんなどを起こす可能性があるとして、旧・厚生省がリストアップしていた化学合成物質で、化粧品や医薬部外品には、表示が義務づけられていました。

現在、その制度はなくなりましたが、表示指定成分だったものが要注意であることに変わりはありません。

したがって、皮膚がデリケートな人の場合、タール色素の影響でかぶれやかゆみなどを起こすことがあるのです。「お風呂に入った後に肌が荒れる」という人は、入浴剤が原因の可能性があるので、使用はすぐにやめたほうがよいでしょう。

香料で気分が悪くなる人も多い

さらに、タール色素はひじょうに分解されにくい化学合成物質なので、家庭排水とともに河川や湖沼に垂れ流されて、水質を汚染するという問題もあります。時々地方に行ったときに、細い川が緑色に染まっていることがあります。おそらく近くの家から垂れ流された入浴剤の着色料によって、そんな色になっているのだと思います。

都市部では下水道が普及していますが、地方に行くと、その普及率はまだまだ低いのが現状です。そうした地域では、家庭排水が直接河川に流れ込んでしまいます。したがって、タール色素の入った入浴剤を使うと、結果的に河川を汚染することになるのです。

また、入浴剤には必ずといっていいほど香料が入っていて、それが嗅覚を刺激してきます。いずれも人工的で刺激的なにおいがします。これを「いい香り」と感じるか、「不自然で不快なにおい」と感じるかは人それぞれだと思いますが、中にはそれによって気分が悪くなる人もいます。香り成分を作るものの中には、毒性の強いものも多く、それに敏感に反応していると考えられます。

そもそも入浴剤を入れなくても、お風呂に入るだけで、肩こりや腰痛、冷え症などはある程度改善され、疲労回復にもつながるのです。なぜなら、体温が上がって血行がよくなるからです。もともと入浴剤に表示されている効能は、ほとんどはお風呂に入って体温が高くなり、血行がよくなることで得られるものなのです。

ただし、「どうしてもお湯に入るだけでは満足できない」、あるいは「たまにはいつもと違うお風呂を味わいたい」という人もいるでしょう。そんな人には、自然のゆずや菖《しょう》蒲《ぶ》などを使った入浴剤が売られていますので、それらをお勧めします。

もちろん特別な効能は期待できませんが、自然な心地よい香りがするので、気持ちよくお風呂に入れ、リラックスできます。なお、買い求める際には、タール色素や香料が使われていないことを必ずお確かめください。

NGその7 除菌剤で室内空間を殺菌する

→室内を殺菌する必要はない。感染症にかかりやすくなることも

消臭剤による殺菌は人間にも影響する

家の中の居間や寝室、キッチン、玄関などを除菌する製品が売られています。それらを床やテーブルなどに置くことで、徐々に殺菌成分が放出されて拡散し、空気中の細菌やカビ、さらにはウイルスまでも駆除するというものです。

しかし、こんな製品は本来必要ありませんし、使い続けていると、そこで生活している人間の免疫力が低下して、かえって病気になりやすくなる可能性があるのです。

現在、市販されているこの類の除菌製品は、二酸化塩素という化学物質を放出するタ

イプです。二酸化塩素は、その名称からもわかる通り、2つの酸素(O)が塩素(Cl)に結合したものです。常温では黄色のガスで、刺激臭があります。

このタイプの除菌製品を販売しているメーカーによると、二酸化塩素は、大腸菌や黄色ブドウ球菌、緑膿菌、真菌(カビの一種)などに強い除菌作用を示し、さらにインフルエンザウイルスの感染力を低下させるといいます。

一般にウイルスは「怖い」というイメージがあります。また、細菌も、食中毒を起こしたり、傷を化膿《かのう》させたり、あるいは病原性大腸菌O−157のように人の命をうばうものもあって、やはり「怖い」というイメージがあります。

除菌製品はそれらを居間や寝室、キッチンなどの空間からとり除いてくれるというわけですから、「家族が病気になるのを防ぐために」と思って、購入している人も多いでしょう。

しかし、細菌やウイルスを駆除する力があるということは、見方を変えれば強い毒性があるということです。だからこそ、それらを殺したり、感染力を失わせたりすることができるのです。そして、その毒性は、細菌やウイルスだけでなく、当然人間にも作用することになるのです。

除菌製品に含まれる二酸化塩素は塩素ガスの4倍の毒性あり

化学物質の毒性は、一般にネズミなどの動物を使って調べられます。人間を使って調べたら、人体実験ということで犯罪になってしまうからです。

動物実験が行われ、そのデータに基づいて、人間に対して毒性があるかないか、あるいはどの程度の毒性があるのかが判断されるのです。

地球上には、数多くの毒性物質がありますが、その一つに塩素ガスがあります。これはとても毒性が強く、第一次世界大戦ではドイツ軍が毒ガス兵器として使ったものです。

また、1987年には、徳島県である主婦が、塩素系カビとり剤と酸性洗浄剤を一緒に使ったところ、それらが化学反応を起こして塩素ガスが発生し、死亡するという事件が起きました。

その後、同様の事件が長野県などでも発生しました。それほど、塩素ガスは毒性が強いのです。ちなみに、この事件をきっかけに塩素系カビとり剤や酸性洗浄剤には、「まぜるな危険」という表示が大きくなされるようになったのです。

その塩素ガスについて、ラットを使って毒性の強さを調べた実験があるのですが、実験に使ったラットの半数を死亡させる空気中の濃度は、146ppm（ppmは100万分の1を表す濃度の単位）でした。ところが、二酸化塩素の場合、同様の実験を行ったところ、半数死亡させる空気中濃度は、32ppmだったのです。

当然ながら少ない量でラットの半数を死亡させるほうが、毒性が強いということになります。つまり、二酸化塩素は、猛毒ガスとして知られる塩素ガスよりも毒性が強く、その強さは約4倍に達するのです。

国際連合の勧告であるGHS（化学品の分類および表示に関する世界調和システム）では、急性毒性を区分1から区分5に分けていますが、二酸化塩素はもっとも危険な区分1であり、「吸入すると生命に危険」とされています。したがって、二酸化塩素の濃度が高くなれば、中毒などを起こす人が出てくるのです。

もちろんそんなことがあったら一大事ですから、除菌製品の場合、放出される二酸化塩素の量を少なくして室内の濃度が低くなるようにしているのですが、それでもこうした猛毒物質を生活用品に配合していいものなのか、はなはだ疑問です。

除菌製品で免疫力が低下する可能性あり

こうした毒性物質を、微量とはいえ毎日吸い続けた場合、どんな影響が出るのかについて、詳しいことはわかっていません。しかし、人体にとってはストレスになる可能性はあるでしょう。

また、そもそもこうした除菌製品を使う必要性はないといえます。

なぜなら、家庭内の生活空間に浮遊している細菌やカビ、ウイルスはほとんど人間にとって無害だからです。もしそうでなかったら、人間はみんな病気になってしまうはずです。

私たちの周辺には、目には見えませんが細菌やカビ、ウイルスなどが生息しています。

そして、人間の体はそれらと常に接することで、免疫力を維持しているのです。

つまり、これらの微生物は通常人間に病気を起こすことはありませんが、それらが人間の体と触れ合うことで、それが一つの刺激となって、免疫力が維持されているのです。

ちなみに、細菌やカビ、ウイルスは、私たちの体の中にもたくさん生息しています。大腸には、大腸菌やビフィズス菌などの腸内細菌が約1００種類、約1００兆個生息しているといわれています。また、皮膚には表皮ブドウ球菌などが、そして口内にもさまざまな細菌が生息しています。ですから人間の体は微生物の巣窟《そうくつ》のようなものなのです。そして体の免疫が、それらが異常に増殖しないようにコントロールしているのです。

つまり、体の免疫は、体内の微生物、さらに周辺の微生物の勢力と拮抗《きっこう》関係を保ちながら、その力を維持しているのです。仮に、免疫力が失われたら、体はそれらの微生物によって占領されてしまい、滅びることになるでしょう。

ですから、免疫力を維持することは、人間が生きていくために不可欠なのです。

ところが、除菌製品によって、室内の細菌やカビ、ウイルスを排除してしまうと、それらが体内に侵入してくる心配がなくなることになります。つまり、それらの刺激がなくなってしまうのです。すると、侵入を防ごうとして機能していた免疫が必要なくなります。その結果、免疫力は低下することになってしまうのです。

感染症にかかりやすくなる?

私たちは日常の大半を家の中で過ごします。寝ているとき、食事をしているとき、テレビを見ているとき、あるいは自分のパソコンを操作しているときなどなど。ですから、家の空間が除菌製品で除菌された場合、そうした環境の中で長時間過ごすことになります。それが毎日続いた場合、どうなるでしょうか?

答えは明らかだと思います。微生物と接する機会が少なくなって、しだいに免疫力は低下していくと考えられます。

ところが、家の室内は除菌されていても、ひとたび外に出れば、そこは通常の環境であり、細菌やカビ、ウイルスなどが浮遊しているのです。とくに駅やデパート、学校、会社など、人がたくさんいるところは、風邪の原因ウイルスやインフルエンザウイルスなどが多く存在していると考えられます。そこに免疫力の低い人が入っていけば、当然ながら感染を受けやすくなります。

ですから、家庭内にやたらと除菌製品を置いて、駆除する必要のないウイルスや細菌などを駆除することは、まったく無意味なだけでなく、感染症にかかりやすい体質を作ることになると考えられるのです。

さらに最近では、家電製品でも除菌をうたったものが出回っています。主なものとしてはエアコン、ストーブ、空気清浄器などがあります。それらを使うと、特殊な除菌イオンが空気中に放出されて、細菌やウイルスなどを駆除するというものです。

しかし、それらも除菌製品と同様で、人の体にとって本当にいいと実証されたわけではありません。しかも、除菌イオンを放出する機能が備えられているため、値段が高いので不経済です。

それどころか、除菌製品と同様で、室内の微生物を減らすことによって、結果的にそこで暮らす人間の免疫力を低下させると考えられます。ですから、こうした製品も買わないほうがよいのです。

除菌スプレーは使うべきか

今や日本は除菌・抗菌流行りで、除菌スプレーなるものが数種類出回っています。ベッドやソファなど洗濯できないものを消毒して、「きれいにしよう」ということです。

しかし、これらの製品を安易に使うことは考えたほうがよいでしょう。

なぜなら、汚れを落とすことはできませんし、除菌成分が残って、それが悪影響を及ぼす可能性があるからです。

これらの除菌スプレーに使われている成分は、第四級アンモニウム塩系の殺菌剤です。これは、いわゆる逆性石けんの成分です。ふつうの石けん、すなわち脂肪酸ナトリウムは、水に溶けるとイオン化して、マイナスの電気を帯びます。

ところが、逆性石けんは、水に溶けるとプラスの電気を帯びます。つまり、石けんとは「逆」ということで、逆性石けんといわれているのです。

一般に細菌は、その表面がマイナスの電気を帯びていますが、逆性石けんはプラスなので、細菌の表面に速やかに結合することができます。そして、細胞膜を破壊したり、細胞膜の酵素の働きを失わせたり、あるいはたんぱく質を変性させるなどして細菌を殺すのです。

市販の除菌スプレーに配合されている第四級アンモニウム塩は、衣類やソファ、ベッドなどに生息する細菌を、そうしたメカニズムで殺して、駆除するというわけです。

しかし、ある意味、それは諸刃の剣なのです。なぜなら、細菌を殺す化学物質は、少なからず人間の細胞にも影響をもたらすからです。

第四級アンモニウム塩には、いくつか種類がありますが、代表的なのが塩化ベンザルコニウムです。これは、病院で消毒薬として使われているほか、洗浄液、化粧品、脱臭剤、清浄綿などさまざまな製品に使われています。

目の粘膜が刺激される

しかし、殺菌力が強いだけに人間に対する毒性も強く、誤飲すると、嘔吐、下痢、筋肉の麻痺、中枢神経の抑制などの中毒症状を起こします。0・1％以上の水溶液は目を腐食して、1％以上は粘膜を、5％以上は皮膚を腐食します。

そのため、皮膚に付着すると、発疹やかゆみなどの過敏症状が現れることがあります。

また、塩化ベンザルコニウムを含んだ床用洗浄液の使用後に、室内に残存した成分を吸い込んだことによって、アレルギー性ぜんそくを発症した事例も報告されています。

第四級アンモニウム塩のもう一つの代表格である塩化ベンゼトニウムは、病院で消毒薬などに使われていますが、塩化ベンザルコニウムと特徴や殺菌力、主な副作用が似ています。いずれにせよ、細菌を殺すと同時に、人間にも影響を及ぼす可能性があるのです。

除菌スプレーをベッドやソファ、カーペット、カーテン、まくら、布団、ぬいぐるみなどに使うということは、それらに第四級アンモニウム塩が付着することになります。ということは、それに素肌が触れれば、皮膚に第四級アンモニウム塩が付着することになるのです。

また、布団やまくらに使った場合、それで寝れば、一晩中吸い込み続けることになります。とくに赤ちゃん用の寝具に使った場合、それを赤ちゃんが吸い込み続けることになります。

私は試しに、市販の除菌スプレーを何度か使ったことがありますが、プシュッ、プシュッとスプレーすると、ボトルの中の液体が霧状に広がって、強烈な香料が鼻を突いてきます。その際、空気中に拡散した成分が、多少目に入ってしまいます。おそらくすると、ジワーッと軽い痛みを覚え、まぶたが重くなったように感じます。

第四級アンモニウム塩が、目の粘膜を刺激しているのだと思います。目の粘膜はとても敏感（石けんの水溶液が入っても痛みを感じるくらい）なので、そうした感覚を覚えるのでしょう。

製品のボトルには、「顔に向けてスプレーしない」「目に入った場合は、水で十分洗い流す」という注意書きがあります。おそらく目に痛みや違和感を覚える人がいるため、そうしたことが書かれているのでしょう。

余談になりますが、実は市販の目薬の多くには、防腐剤として塩化ベンザルコニウムが配合されているのです。目薬を使うと、染みて痛みを感じることがありますが、これは、塩化ベンザルコニウムに原因していると考えられます。

「染みて嫌だ」という人は、塩化ベンザルコニウムが使われていない目薬（参天製薬の「ソフトサンティア」や大正製薬の「アイリスＣＬ－Ｉネオ」など）をご利用ください。

NGその8 腰の痛みに貼り薬を貼る

↓

無理に痛みを抑えるだけで、根本は治らない

貼り薬は痛みの根本を治すわけではない

「腰が痛い」という声はよく耳にします。とくに50歳をすぎた頃から腰痛に悩まされる人は多くなるようです。かくいう私も、悩まされるというほどではありませんが、腰痛を感じることがあります。

腰痛は、ほかの動物にはない、人間特有の痛みだといいます。二足歩行になった人間は、頭や上半身の体重が腰にかかります。そのため、腰にどうしても負担を感じて、痛みが起きるといわれています。四足の動物の場合、体重が腰にかかるということはない

ので、腰痛は起こりません。

とくに現代人は、パソコンなどに向かうデスクワークが多いため運動不足になり、また椅子に座って同じ姿勢をとり続けるため、腰に負担がかかり、腰痛を感じる人が多いようです。さらに、自動車を長時間運転する人も多いため、同様な理由で、腰痛を感じる人が多いのでしょう。

腰痛も軽いものなら、それほど日常生活や仕事に支障はありませんが、痛みがひどくなると、支障が出てきます。そこで、手っとり早く痛みがとれる貼り薬を使う人が多いわけです。しかも、最近では、インドメタシンやフェルビナクという、鎮痛作用の強い成分を含んだ貼り薬が次々に売り出されています。そのため、利用している人も多いようです。

私は、これらの成分を含む貼り薬を「週刊金曜日」２０１１年10月14日号と同11月11日号の「新・買ってはいけない」のコーナーでとり上げました。その際、作用メカニズムを調べたところ、いずれも単に痛みを抑えるという対症療法薬にすぎず、痛みの原因を根本から解消するものではないことがわかりました。

それどころか、本来の体の機能を失わせるものであるため、副作用が出やすいこともわかったのです。

痛みを麻痺させることにメリットはない

市販されている、痛み止めの貼り薬は、インドメタシンを主成分としたものと、フェルビナクを主成分としたものに分類されます。

では、インドメタシンのほうから見ていくことにしましょう。

インドメタシンは、非ステロイド性抗炎症薬（ＮＳＡＩＤｓ）の一種です。つまり、ステロイド（副腎皮質ホルモン）系ではない、抗炎症薬ということです。ちなみに、ステロイドは強い抗炎症作用があるため、アトピー性皮膚炎やぜんそく、リウマチなど多くの病気の治療に使われています。

たとえば、ある会社の貼り薬の場合、成分はインドメタシンのみで、膏体《こうたい》100g中インドメタシンを1・0g含みます。別の会社の製品の場合、膏体100g中にインドメタシンを3・5g、l－メントールを3・5g含みます。これらの膏体を腰などに貼ると、インドメタシンが皮膚から浸透していき、痛みの箇所に作用して、それをやわらげるのです。

では、どうして痛みを抑えることができるのでしょうか？

それは、インドメタシンが、痛みを引き起こす生理活性物質・プロスタグランディンの生成を抑えるからなのです。

プロスタグランディンは、さまざまな臓器や組織に分布し、血圧の上昇や降下、血小板凝集、血管拡張など多くの働きを持ち、体の機能を調節しているきわめて重要な物質です。さらに、知覚を刺激したり、発痛物質の作用を増強するなどして、痛みを引き起こします。

インドメタシンは、シクロオキシゲナーゼという酵素の働きを阻害しますが、この酵素はプロスタグランディンの生成を促すものなのです。そのため、結果的に、プロスタグランディンができにくくなって、痛みが抑えられるのです。つまり、体の本来のシステムをブロックすることによって、痛みを一時的に抑えるということなのです。

しかし、プロスタグランディンは、腰などに発生したトラブルを、痛みというものによって脳に知らせるという重要な役割を果たしているのです。

本来なら、私たちはそれを感知して対策をとるなどして、腰痛の根本原因をとり除くようにしなければならないのです。

妊産婦はとくに注意するべし

ところが、インドメタシンは、酵素を阻害することでプロスタグランディンの正常な発生と機能を妨害してしまうのです。それを続けていれば、一時的に痛みはとれますが、結局のところ、痛みの原因はとり除かれず、腰痛の根本的な解消にはならないのです。

さらに、インドメタシンにはほかにも注意しなければならない点があります。それは、妊娠している女性は慎重に使用しなければならないということです。

インドメタシンが配合された製品には、「次の人は使用前に医師又は薬剤師にご相談ください」とあり、「妊婦又は妊娠していると思われる人」と書かれています。

インドメタシンは1970年代に切迫早産の治療薬（座薬）として使われていたのですが、当時、胎児に障害が現れる例があったのです。妊娠末期の女性にインドメタシンを投与したところ、胎児の動脈管収縮、腎不全、腸穿孔《ちょうせんこう》（腸壁に穴があくこと）などの障害が発生し、さらに早期出産した新生児の壊死性腸炎の発症率が高かったとの報告があります（大洋薬品工業・安全性調査室の資料より）。そのため、妊婦への使用が禁止されたのです。

ところが、膏薬《こうやく》や塗り薬として妊婦に使用することは、吸収量が少ないためか、禁止されていません。しかし、妊娠している人が、単なる湿布薬と思って気軽に使い続けた場合、胎児に影響が出る可能性もあります。したがって、使用するときには、医師に相談するなど、慎重に使う必要があるのです。

また、長期間使用すると、胃や十二指腸に障害が現れる可能性があります。製品の箱に、「連続して2週間以上使用しないでください」、あるいは「長期連用しないこと」という注意表示があるのはそのためです。

インドメタシンを長期間使うと、胃や十二指腸に潰瘍ができやすくなるほか、筋肉が痩せてしまう危険性があることもわかっています。したがって、安易に長期間使用し続けるのはやめたほうがいいでしょう。

「妊婦にとって危険」＝「体に悪い」

一方、フェルビナクを成分とした貼り薬はどうでしょうか？

こちらの製品は、有名タレントを使ったテレビＣＭが盛んに流されています。数社から製品が出ていますが、ある会社の製品は、膏体１００ｇ中フェルビナクを３・５ｇ、ｌ－メントールを３・０ｇ含んでいます。また、別の会社の製品は、膏体１００ｇ中フェルビナクを５ｇ、ｌ－メントールを３ｇ、トコフェロール酢酸エステルを２・３ｇ含んでいます。

これらの貼り薬を腰などに貼ると、フェルビナクが皮膚から浸透していき、痛みの箇所に作用して、痛みをやわらげるわけですが、そのメカニズムはインドメタシンとほとんど同じなのです。

すなわち、痛みを引き起こす生理活性物質のプロスタグランディンの生成を促す、シクロオキシゲナーゼという酵素を阻害します。その結果、プロスタグランディンの生成が抑制されて、痛みが治まるのです。

したがって、インドメタシンと同様な問題を抱えており、とくに妊婦に対する危険性が高いのです。そのため多くの製品に、「次の人は使用しないでください」とあり、「妊婦又は妊娠していると思われる人」とはっきり書かれているのです。

インドメタシンの場合、妊婦の使用については、「医師又は薬剤師にご相談ください」との表示だけでした。フェルビナクについては、妊娠中の使用に関する安全性が確立されていないため、使用を認めていないのです。

フェルビナクは、化学的にはベンゼン核（いわゆる亀の甲）が2つ直接結合し、そこにカルボキシル基（－COOH）がついた構造をしていますが、実はカネミ油症事件を引き起こしたPCB（ポリ塩化ビフェニール）と化学構造が似ているのです。

カネミ油症事件は、1968年に西日本を中心に発生した食品公害事件で、カネミ倉庫が製造・販売していた「カネミライスオイル」を食べた人たちの顔や背中に、にきび状の吹き出物ができたり、歯が抜けたり、激しい下痢を起こしたり、全身の激しい疲労感などが起こったりするなどして、死亡者も出たという事件です。

胃腸障害や腎臓障害になる可能性もあり

その原因は、カネミライスオイルに誤って混入していたPCBで、これには不純物としてダイオキシン類が混じっていたことがわかっています。被害者から生まれた赤ちゃんの中には、生まれながらにして障害を持つケースがあって、皮膚が黒い赤ちゃんもいました。

PCBはフェルビナクと同様にベンゼン核が2つ直接結合していて、それに塩素(Cl)が数個ついた化学構造をしています。

つまり、基本的な構造はどちらも同じなのです。このことも、フェルビナクについて、胎児への悪影響が心配される要因になっていると考えられます。

さらに、フェルビナクを成分とした製品には、「連続して2週間以上使用しないでください」とあります。プロスタグランディンの生成を抑制するため、長期間使い続けると、胃穿孔や消化管出血などの胃腸障害を起こしたり、腎機能の低下や肝臓障害などを起こす可能性があるからです。

肩や腰、関節などに障害が発生すると、プロスタグランディンが生成されて、それらの部位を修復しようとしますが、その過程で痛みが発生します。それは、体のシステムが正常に機能しているということなのです。

フェルビナクを使用するということは、その修復の過程を妨害することでもあり、一時的に痛みは治まるかもしれませんが、かえって治癒を遅らせてしまいかねないのです。また、こうした薬は最初効いても、だんだん効かなくなるおそれがあります。そのため、何回も貼り続けることになりかねません。

そうすると、どうしても胃腸や腎臓、肝臓などに悪影響を及ぼす可能性が高くなります。ですから、安易な使用はやめたほうがよいのです。

腰痛の原因はいろいろあげられていますが、一つは運動不足や加齢にともなう腰の筋肉の機能低下ということがあります。

つまり、腹筋や背筋がだんだん弱くなることによって、上半身を十分に支えることができなくなり、腰に負担がかかり、痛みを感じるようになるのです。ですから、痛みを解消させるためには、筋肉を強化する必要があるのです。

腹筋と背筋を鍛えれば腰痛は治る！

私も55歳をすぎた頃から、腰痛を感じるようになりました。パソコンに向かって原稿を書いている時間が長いため、どうしても運動不足となり、また、腰に負担がかかるため、痛みを感じるようになったのでしょう。それから、居間で食事をしたりテレビを見るときの姿勢がよくなかったようです。

そこで、腹筋と背筋の運動をして、筋肉を強化するようにしました。寝る前に、腹筋運動を30回、背筋運動を30回、そして、頭を足につける柔軟運動（座って足を伸ばして行う）を30回、毎日行うようにしました。

さらに居間で座っているときの姿勢を、なるべく背筋が真っ直ぐになるようにしました。それまでは、背もたれに背中が寄りかかるような状態だったため、腰が変な姿勢になっていたからです。

それらをしばらく続けると、しだいに腰の痛みを感じなくなってきました。とくに腹筋運動をしているときに腰に気持ちよさを感じて、毎日それを行わないと、気がすまないようになりました。

おそらく腹筋と背筋の力がついて、腰への負担が軽減されたのだと思います。また、座る姿勢をよくしたことで、腰への負担が減ったのだと思います。そんなわけで、59歳をすぎても、腰痛をほとんど感じることなく、過ごすことができています。

腰痛で悩んでいる人は、まずは腹筋と背筋の運動をしてみてください。その際、いきなりたくさん行うと、かえって筋肉を痛めるおそれがありますから、少ない回数から始め、様子を見ながら増やすようにしてください。

筋力がついていけば、おそらく私と同じように腰痛が徐々にとれていくと思います。

NGその9 美白化粧品を使う

➡ 白斑症状のほか、皮膚がんになる可能性も高まる

美白化粧品で白斑の被害者が続出！

２０１３年の夏、美白化粧品を使っている人にとっては、衝撃的なニュースが世の中を駆け巡りました。カネボウの美白化粧品を使っていた人の多くに、白斑の症状が現れたというのです。

白斑は、顔や首筋、腕などに現れて、中には５㎝以上のものもありました。そして、その原因は、カネボウ化粧品が独自に開発し、美白化粧品に配合していた「ロドデノール」という美白成分であることがわかりました。

ロドデノールは、シラカバの樹皮から抽出された天然物質の構造の一部を変えたものです。シミやソバカスの原因となるメラニンの生成を抑える効果があったため、2008年に医薬部外品の有効成分として、厚生労働省から認可されました。それは、カネボウ化粧品およびその子会社の化粧水や乳液、クリームなど多くの製品に配合されていましたが、白斑被害の発覚以降、いずれも自主回収されました。ちなみに、問題になった製品は、一般に化粧品といわれていますが、正確には医薬部外品です。

カネボウ化粧品の発表によると、白斑の被害者は8月25日の時点で8678人に達していました。白斑が「3カ所以上」「5cm以上の大きさ」「(明らかに)顔にある」という重い症状が3379人、重くはないものの症状が確認できた人は3311人でした。

では、なぜ白斑という、いわば副作用が出てしまったのでしょうか?

紫外線を浴びると、皮膚のメラノサイトという細胞がメラニンという褐色の色素を生成し、それがシミやソバカスの原因となります。メラニンは、チロシナーゼという酵素が働いて、血液中の成分が変化して作られますが、ロドデノールは、このチロシナーゼの働きを妨害するため、メラニンができにくくなります。ところが、チロシナーゼの働きを妨害するだけでなく、メラノサイトそのものを破壊してしまったようなのです。

そのため、そこの部分の皮膚はメラニンがほとんど作られなくなって、皮膚の色素のバランスが崩れ、異常に白くなった、つまり、白斑になってしまったのです。

カネボウ以外でも被害相談あり

2013年の7月4日からカネボウの美白化粧品は自主回収されて店頭から姿を消したので、それによる新たな被害はなくなったのですが、「そのほかのメーカーの製品はだいじょうぶ?」という不安を感じている人もいると思います。

消費者庁は8月22日、カネボウの美白化粧品以外でも、「肌の色が抜けた」などの相談が50件以上寄せられていることを明らかにしました。これらの相談は、全国の消費生活センターに寄せられたもので、ほとんどがカネボウの美白化粧品が自主回収され始めてからのことだといいます。つまりカネボウ以外の化粧品でも、被害を受けている人がいるようなのです。

カネボウ以外の大手化粧品メーカーからも、さまざまな美白化粧品が売り出されていて、ドラッグストアなどにはズラッと並んでいます。いずれも、はっきりと美白効果をうたったものです。

ところで、「美白」とはなんでしょうか？

その言葉通りに受け取れば、「肌を白くして美しくする」ですが、化粧品メーカーの解釈は違います。メラニンの発生を防いで、シミやソバカスなどをできにくくするということにすぎないのです。

たとえば、ある美白乳液には、「メラニンの生成を抑え、シミ・ソバカスを防ぐ」と表示されています。また、別の会社の美白乳液にも、「メラニンの生成を抑え、日やけによるシミ・ソバカスを防ぎます」とあります。いずれもメラニンの生成を抑えるということです。

これらの美白化粧品には、問題になったロドデノールは含まれていませんが、別の美白成分が含まれています。それにはいくつか種類がありますが、一つはトラネキサム酸という成分です。

トラネキサム酸は、日本薬局方にある医薬成分で、止血剤として使われています。また、肝斑《かんぱん》（薄茶色のシミの一種）を改善する内服薬にも配合されています。

トラネキサム酸には、メラノサイトの活性化を促すプラスミンという酵素の働きを抑制する作用があります。また、チロシナーゼの働きを抑制する作用もあるとされています。そのため、メラニンの生成を防いで、肝斑を改善するというわけです。

これは、シミやソバカスをできにくくするということでもあり、美白化粧品にも使われているのです。

シミの元凶は、実は皮膚がんを防いでいた

このほか、L−アスコルビン酸2−グルコシドという成分も、美白化粧品に広く使われています。L−アスコルビン酸とは、ビタミンCの化学名です。ビタミンCは壊れやすいため、それにブドウ糖（グルコース）を結合させて安定化したもので、やはりチロシナーゼの働きを妨害し、メラニンの生成を抑制する作用があります。

結局のところ、いずれの美白化粧品も、メラニンができるメカニズムをブロックして、その生成を抑制することによって、シミやソバカスを防ぐというものなのです。

しかし、これは肌にとって、本当によいことなのでしょうか？

「シミやソバカスの原因になる」「肌を黒くする」ということで、女性からとても嫌われているメラニンですが、なぜ皮膚はそんなものをわざわざ作り出すのでしょうか？

実は、作り出す必要性があるからなのです。

昼間外に出ると、必ず紫外線を浴びることになります。夏場はとくに紫外線が強くなりますが、強い紫外線が皮膚に当たると、細胞ががん化して、皮膚がん（メラノーマ）になる危険性があるのです。もし皮膚がんになったら、命を落とすことになりかねません。

ちなみに、お笑いコンビ「南海キャンディーズ」のしずちゃんのボクシングトレーナーをしていた梅津正彦さんは、皮膚がんによって、２０１３年7月23日、44歳という若さで亡くなりました。

この怖い紫外線から皮膚を守ってくれるのが、メラニンなのです。皮膚に当たった紫外線をメラニンが吸収して、遺伝子が傷つくのを防ぐことで、がん化しないようにしているのです。

したがって、化粧品を使ってメラニンの生成をやたらと防ぐのは、体にとってあまり好ましいことではないのです。

紫外線を避けてメラニンの生成を防ぐ

美白化粧品はいずれも、メラニンの生成を化学合成物質によって無理やり抑えるというものです。それは、ある意味で皮膚の正常なメカニズムを壊すということです。そのため、弊害が現れる可能性があり、カネボウの美白化粧品の場合、白斑という症状となって顕著に現れたケースといえます。

ですから、そのほかの美白化粧品も表面化していないだけで、弊害が出ていることも考えられるのです。それらが、前述の消費生活センターに寄せられた相談であるのかもしれません。

そもそも本来の皮膚の機能を化粧品でブロックするというのは、体にとってよいこととはいえないと思います。長年続けていると、白斑などの異常が出る可能性があるほか、皮膚がんの発症率を高めることになると考えられるからです。

もともと「美白」といっても、実際にはシミやソバカスができるのを防ぐということにすぎませんし、その効果もどれほどあるのかわかりません。また、値段も高いので、安易に美白化粧品を使うのはやめたほうがよいと思います。

とはいえ、シミやソバカスができるのも、確かに嫌なものでしょう。

メラニンの生成を無理に抑えることなく、シミやソバカスを防ぐには、メラニンの生成を引き起こす紫外線が、肌に当たることをできるだけ防ぐことです。

夏場の紫外線が強いときには、屋外に出ることはなるべく控え、出る際には日傘やつばの大きな帽子をかぶって、紫外線が顔に直接当たらないように注意することのほうが、美白化粧品を使うよりも効果的で、体にもいいのではないかと思います。

NGその10 ダイエットのためにカロリーオフ食品を食べる

← カロリーオフ食品には、危険性の高い合成甘味料が使われている

お店には低カロリー食品が氾濫している

今や日本もアメリカと同様に肥満大国になりつつあります。電車や街中では、太った男性や女性をとても多く見かけるようになりました。子どもも同じで、男の子も女の子もぷっくり太った子が多くなっています。おそらくみなさんもこれらを実感されているでしょう。

私が子どものときには、肥満の人は少なかったため、それが問題になることはあまりありませんでした。ところが今は、「肥満は糖尿病や心臓病の原因になる」「肥満の人は

早死にする」など、肥満がとても問題になっています。

肥満の人が増えたのは、世の中全体が「カロリー過剰」の状況だからだと思います。コンビニやスーパーなどには、食品があふれかえっています。お弁当やお菓子、清涼飲料、カップめん、スイーツなどおいしそうな商品が山のように積まれています。したがって、それらを食べすぎてしまうのです。

また、街中にはファストフード店、ファミリーレストラン、居酒屋などが競うように並んでいます。それらにはカロリーの高い食品がたくさんありますし、また、アルコールもカロリーが低くはありません。そのため、ここでも、カロリーを多くとることになります。

こうした社会環境のため、どうしても毎日カロリーを多くとってしまうことになります。それが続けは、体に脂肪が蓄積され、肥満になってしまうのです。

そこで、今人気なのが、いわずと知れた低カロリー食品です。缶コーヒー、ジュース、スポーツ飲料、炭酸飲料、ガム、スナック菓子、ゼリー、チョコレート、水ようかん、インスタントコーヒーなどなど、低カロリーやゼロカロリーをうたった商品が数えきれないほど出回っています。そして、それがとてもよく売れているのです。

ところが、肥満を防いで健康を維持しようと思って食べているそれらの食品が、逆に不健康をもたらす可能性があるのです。なぜなら、安全性の疑わしい合成甘味料が使われているからです。

覚えておくべき3種の合成甘味料

一度、買ってきた低カロリーの炭酸飲料や乳飲料、ガムなどの原材料をよく見てください。「甘味料（アスパルテーム・L－フェニルアラニン化合物）」という表示がよくあると思います。これは、食品添加物の一種で、甘味が砂糖の180～220倍もある合成甘味料で、使用量が少なくてすむため、低カロリーなのです。

また、「甘味料（スクラロース）」という表示もよく見かけると思います。これも食品添加物の一種で、甘味が砂糖のなんと600倍もあります。しかも、体内で代謝されないため、砂糖と違ってエネルギーとはならず、ゼロカロリーなのです。

もう一つ、「甘味料（アセスルファムK）」という表示もよく見かけると思います。これも食品添加物の一種で、甘味が砂糖の200倍ほどあります。これも、体内で代謝されないのでゼロカロリーなのです。

なお、食品行政の基本法である食品衛生法では、食品添加物について、「食品の製造の過程において又は食品の加工若しくは保存の目的で、食品の添加、混和、浸潤その他の方法によって使用する物」(食品衛生法第4条)と定義しています。つまり、小麦や米、砂糖、塩などの食品原料を加工する際に、保存などの目的で添加するものということです。

現在、これらの3種類の合成甘味料を使った食品がひじょうに多いのです。それらは、「ダイエット」「低カロリー」「ゼロカロリー」などとうたわれ、消費者の心をつかんで、とても売れています。しかし、いずれも安全性の点では、お勧めできないものなのです。

まずアスパルテームですが、これは日本では、1983年に食品添加物として認可(指定)され、食品に使えるようになりました。現在では、ガム、キャンディ、乳飲料、インスタントコーヒー、ゼリー、チョコレートなど多くの食品に使われています。

アスパルテームは、アミノ酸のL-フェニルアラニンとアスパラギン酸、それに劇物のメチルアルコールを結合させたものです。1965年にアメリカのサール社が開発したものです。

そして、アメリカ政府の強い要望によって、日本でも1983年に使用が認可されたのです。これにより、アメリカ側は、同国で製造されたアスパルテーム入りの食品を日本にも輸出できるようになりました。

アスパルテームは脳腫瘍を引き起こす?

アメリカでアスパルテームの使用が認可されたのは、日本に先立つ1981年のことです。

しかし、摂取した人たちから、頭痛やめまい、不眠、視力・味覚障害などに陥ったという苦情が相次いだといいます。

アスパルテームは体内でメチルアルコールを分離することがわかっています。メチルアルコールは劇物で、誤って飲むと失明するおそれがあり、摂取量が多いと死亡することもあります。そんな毒性物質なので、おそらく体内で分離されてさまざまな症状を引き起こしたと考えられます。

アメリカでは、アスパルテームをめぐって安全性論争が長らく続いています。つまり、「安全だ」という研究者と、「危険性が高い」という研究者が対立しているのです。ただし、「安全」という研究論文は、アスパルテームを作っている企業から研究費をもらって書かれたもので、あまり信用はできません。

一方、研究費をもらわずに書かれた研究論文のほとんどは「危険性が高い」というものなのです。

アスパルテームの危険性でとくに問題になっているのが、脳腫瘍を誘発するのではないかという点です。ＴＢＳテレビが１９９７年３月に放送したアメリカのＣＢＳレポート「How sweet is it ?」の中で、がん予防研究センターのデボラ・ディビス博士は、「環境と脳腫瘍の関係を調べると、アスパルテームは脳腫瘍を引き起こす要因の可能性がある」と指摘しました。

さらに、ワシントン大学医学部のジョー・オルニー博士は、「20年以上前のアスパルテームの動物実験で認められたものと同じタイプの脳腫瘍が、アメリカ人に劇的に増えている」と警告しました。

白血病を起こすという実験データあり

また、2005年にイタリアで行われた動物実験では、アスパルテームによる白血病やリンパ腫の発症が認められました。この実験は、同国のセレーサ・マルトーニがん研究所のモランド・ソフリティ博士らが行ったもので、8週齢のオスとメスのラットに、異なる濃度(0～10%の7段階)のアスパルテームを死亡するまであたえ続けて、観察したというものでした。

その結果、メスの多くに白血病またはリンパ腫の発症が見られ、濃度が高くなるほど発症率も高かったのです。また、人間が食品から摂取している量に近い濃度でも異常が観察されました。この実験結果から、アスパルテームが白血病やリンパ腫などを引き起こす可能性が高いことがわかったのです。

ところで、アスパルテームとがんの関係について、とても興味深い研究データがあります。それは、日本の国立がん研究センターが、2013年8月1日に発表した小児がんの種類に関するもので、全国のがん診療連携拠点病院のデータをもとに、小児がんの診療実態をまとめたものです。

それによると、小児がんの発症者は年間約3000人で、子どもの病死原因の1位になっています。大人や高齢者の病気と思われているがんですが、実際には意外に子どもでも多いのです。

調査では、2009～11年に全国の拠点病院でがんと診断され、診療を受けた20歳未満の合計8902人を国際的なルールに基づいて12種類に分類してまとめました。

その結果、もっとも多かったがんは白血病で27・6%に達していました。次が脳腫瘍で22・8%、第3位がリンパ腫で8・8%だったのです。

私はこの調査データを見て、ひじょうに驚きました。あまりにもアスパルテームが引き起こすと指摘されているがんと、子どもたちに発症しているがんが共通していたからです。単なる偶然なのか、それともなんらかの因果関係があるのか？

前に書いたように、アスパルテームは低カロリー甘味料として、ガム、キャンディ、チョコレート、ゼリー、カフェオレ、乳酸菌飲料、炭酸飲料などに使われています。いずれも子どもたちが大好きな食品です。おそらく今の子どもたちは、これらの食品を通して日々アスパルテームをかなり摂取していることでしょう。

人体実験が進行中？

子どもは大人と違って、日々成長を続けています。それだけ細胞の分裂や増加も多いわけです。そうした状況のところに、遺伝子に影響するような化学合成物質が毎日入ってくれば、その影響をもろに受けると考えられます。その結果、白血病や脳腫瘍、リンパ腫などが発生しているとも考えられます。

もちろんこれはあくまで仮説であって、小児がんの調査データとアスパルテームの動物実験や疫学調査などのデータを単純に重ねただけにすぎません。しかし、「まったく関係ない」とも言い切れないでしょう。

白血病や脳腫瘍、リンパ腫の原因はほかにもあるのかもしれませんが、それらとアスパルテームが関係して、相乗的に作用した可能性も考えられます。これからもっと研究が行われて、因果関係が追究されるべきでしょう。ただし、どんな研究が行われても、明確な答えは得られないかもしれませんが……。

こうした調査データを見ると、まさに今私たちは日々添加物を食べることで、人体実験をさせられているのだな、という思いにかられます。

厚生労働省は、認可（指定）した添加物について、「安全性に問題はない」と言っていますが、それはあくまでネズミなどの動物実験に基づいたものであり、人間に対して本当に安全なのかは実際のところはわかっていません。それは、私たちが長い間添加物を摂取し続けることによって、おそらく明らかになるのでしょう。

なお、アスパルテームには必ず「L－フェニルアラニン化合物」という言葉が添えられていますが、これには理由があります。フェニルケトン尿症（アミノ酸の一種のL－フェニルアラニンをうまく代謝できない体質）の子どもがアスパルテームをとると、脳に障害が起こる可能性があります。そのため、注意喚起の意味で、この言葉が必ず併記されているのです。

スクラロースは悪名高き「有機塩素化合物」

次に合成甘味料のスクラロースを見ていきましょう。これは、1999年に認可された添加物です。それ以降、徐々にさまざまな食品に使われるようになり、今ではアスパルテームよりも、多くの食品に使われています。

缶コーヒー、ジュース、紅茶飲料、炭酸飲料、スポーツ飲料、ゼリー飲料、菓子パン、スナック菓子、水ようかん、プリン、梅干しなど、数えていったらきりがないくらいです。分解されにくい性質のため、業者にとっては使い勝手がよいようです。

しかし、消費者にとっては好ましくないものなのです。

スクラロースは、ショ糖（スクロース）の3つの水酸基（－OH）を塩素（Cl）に置き換えたものです。

農薬の開発中に偶然発見されたといわれていますが、その化学構造からわかるように、悪名高い「有機塩素化合物」の一種なのです。

有機塩素化合物は、炭素を含む物質に塩素（Cl）が結合したもので、人工的に作られたものがほとんどです。しかも、毒性の強いものがひじょうに多いのです。農薬のDDTやBHC、地下水汚染を起こしているトリクロロエチレンやテトラクロロエチレン、カネミ油症事件を引き起こしたＰＣＢ（ポリ塩化ビフェニール）、そして、猛毒のダイオキシンなど。すべて毒性物質といっても過言ではありません。

同じ有機塩素化合物でも、それぞれ毒性は違いますから、スクラロースが、ＰＣＢやダイオキシンなどと同様な毒性を持っているというわけではありません。もし持っていたら、大変なことです。しかし、スクラロースも有機塩素化合物であることに変わりはなく、動物実験でも気になる結果が出ているのです。

スクラロースを０・３％含むえさをラットに１０４週間食べさせた実験では、腎盂《じんう》粘膜過形成の発症率が明らかに高くなりました。過形成とは、ある組織の構成成分が増えて容積が増すことを意味しており、腫瘍の発生につながるケースがあります。

変な甘さが舌をしびれさせる

さらに、スクラロースを５％含むえさをラットに４週間食べさせた実験では、脾臓《ひぞう》と胸腺《きょうせん》（リンパ球を成長させる器官）のリンパ組織に萎縮が認められました。これは、免疫に悪影響が及ぶ可能性があるということです。また、妊娠したウサギに体重１kg当たり0・7gのスクラロースを強制的に食べさせた実験では、下痢を起こして、それにともなう体重減少が見られ、死亡や流産が一部で見られたのです。

また、動物実験では、脳にまでスクラロースが入り込むことがわかっています。おそらく人間の場合も、同様のことがいえるのでしょう。したがって、脳に影響をあたえないかが心配されるのです。

スクラロースの甘味は砂糖の600倍とされていますが、砂糖の甘さとはまったく違うもので、苦っぽい変な甘さなのです。エネルギーとなる砂糖は、舌の味蕾に作用して独特の甘味を脳に伝えるのですが、スクラロースはエネルギーにはならないので、そうした甘味を脳に伝えることはできません。代わりに味蕾を刺激して、脳に「甘い」という錯覚をあたえるようです。しかし、それは砂糖とはまったく違う刺激のため、変な甘さに感じると考えられます。

スクラロースは、子どもが毎日飲むような乳酸菌飲料にも使われていて、私はそれを試飲したことがあるのですが、渋いような苦いような、とても変な甘さでした。そして驚いたことに、舌の先のほうがしびれて、それが長時間続いたのです。子どもたちはこんなものを毎日飲んでいるのかと思うと、ゾッとしました。

私の周囲でも、スクラロース入りの清涼飲料を飲むと、具合が悪くなるという人がいます。また、スクラロース入りのヨーグルトを食べたら吐いてしまったという話がネットで紹介されていました。

心配される肝臓へのダメージ

そもそもスクラロースを食品に混ぜるということ自体が間違っています。なぜなら、何度も指摘しているように、これは有機塩素化合物の一種だからです。

有機塩素化合物は自然界にはほとんど存在せず、すべてが毒性物質なのです。農薬の多くは有機塩素化合物であり、前述のようにダイオキシンやPCB、トリクロロエチレンなど環境汚染を引き起こしている物質の多くも、有機塩素化合物です。このことは化学を少しかじったことがある人なら、誰にでもすぐにわかるはずです。

大手食品企業には、化学の知識を持つ人はいるはずで、にもかかわらずスクラロースがこれほど多く使われているのは、おそらく会社の方針に逆らえず、口をつぐんでいるということなのでしょう。

次に、もう一つの合成甘味料・アセスルファムK（カリウム）を見ていきましょう。これが食品添加物として認可されたのは、スクラロースが認可された翌年の2000年のことです。スクラロースと一緒に使われることが多いのですが、アセスルファムK単独で使われることもあります。

添加されている食品は、缶コーヒー、ジュース、炭酸飲料、ゼリー、プリンなど、スクラロースが添加されているものとだいたい同じです。ほかに豆乳飲料などにも使われています。しかし、アセスルファムKもスクラロースと同様に、動物実験で危険性を示唆するデータが得られているのです。

イヌにアセスルファムKを0・3%と、3%含むえさを2年間食べさせた実験で、0・3%群ではリンパ球の減少が、そして3%群では肝臓障害の際に増えるGPTが増加し、さらにリンパ球の減少が認められたのです。つまり、肝臓にダメージをあたえ、また免疫力を低下させる可能性があるということです。

このほか、妊娠したラットにアセスルファムKを投与した実験では、胎児への移行が認められています。ですから、妊娠した女性が摂取した場合に、胎児に対して影響が出ないのか、心配されるのです。

アメリカからの圧力で使用を認可

では、なぜこうした危険性の高い添加物が、次々に認められているのでしょうか?

それは、アメリカとの関係が強く影響しています。アスパルテームが認可されたのは、前述のように1983年ですが、当時としてはこれは異例の出来事だったのです。

というのも、1972年に国会で食品添加物の使用を制限する決議がなされ、それ以降添加物の数は横ばい状態が続いていたからです。その国会決議がなされたのは、その当時、合成甘味料のチクロに発がん性の疑いが高まったため、使用が禁止されて、添加物の安全性に関して信頼が失われていたからです。

ところが、1983年にアスパルテームも含めて、一挙に11品目もの添加物が認可されました。そのほとんどは、アメリカ政府が認可を強く要求していたものです。

というのも、アメリカで使用が認められているそれらの添加物を含む食品を日本に輸出したくても、日本では認可されていなかったため、輸出できなかったからです。すなわち非関税障壁になっていたのです。

そこで、当時の厚生省はアメリカ側の要求を受け入れて、アスパルテームも含めて11品目を認可したのです。これで、アメリカ側は、アスパルテームを含む食品を堂々と日本に輸出できることになりました。これにより、国内のメーカーも、アスパルテームを添加した食品を売り出し始めたのです。

スクラロースやアセスルファムKの場合も、事情は似ています。肥満大国アメリカでは、カロリーの過剰摂取によって、肥満や糖尿病、心臓病などの人が増えていて社会問題になっています。そこで、砂糖の代わりにゼロカロリーのスクラロースが盛んに使われるようになっているのです。

ところが、日本でスクラロースの使用が認可されていないと、それを含む食品をアメリカ側は輸出できません。そうなると、アスパルテームと同様に非関税障壁ということになり、場合によっては、日米間の政治問題に発展することも考えられます。そこで、そうしたトラブル発生を防ぐために、厚生省はスクラロースを認可したのです。

また、スクラロースは分解されにくいため、ひじょうに安定していて、日本の業者にとっても使いやすいという面もありました。さらに、日本でも肥満や糖尿病などが問題になっているので、企業としても「ゼロカロリー」をうたうことで、消費者にアピールしやすいというメリットがあり、その使用を望んでいたのです。それらの事情から、1999年に使用が認められたというわけです。

さらに、翌年には同様な理由でアセスルファムKが認可されたのです。

砂糖は「悪者」ではない

これらの合成甘味料がさまざまな食品に使われるようになった背景には、前述のように日本人に肥満が増えていることがあります。そして、その原因が砂糖などの糖類と考えられていて、悪者扱いされています。

しかし、決して砂糖自体が悪いわけではありません。「砂糖はカロリーが高い」と一般に思われていますが、それは間違いです。砂糖は炭水化物の一種であり、同じ炭水化物であるデンプンとカロリー量は同じで、どちらも1g当たり4kcalです。ちなみに、脂肪は1g当たり9kcalと2倍以上あります。

ご承知のようにデンプンはご飯やめん類、スパゲティなどに多く含まれるものです。つまり、それらを食べることと、砂糖の多いケーキやお菓子を食べることとは、それほど変わらないのです。にもかかわらず、砂糖を含む食品が肥満の原因と思われているのは、3食以外に食べるものとしてケーキやお菓子などがあり、それに多く含まれているのが砂糖だからでしょう。

すなわち、ケーキやお菓子などを食べることで、カロリーオーバーとなって肥満が誘発されるわけですが、それに含まれているのが砂糖であるため、「砂糖が肥満の原因」ということになってしまうのでしょう。しかし、肥満の原因はあくまで全体的なカロリーオーバーなのです。余計なカロリー源が脂肪となって蓄積されているのです。ですから肥満を防ぐためには、1日の摂取カロリーを適度に保つことが大切なのです。

人間が1日に必要とするカロリー（エネルギー）は、性別や年齢、生活活動強度によって違いがありますが、「第6次改定日本人の栄養所要量」（厚生労働省公衆衛生審議会）によると、男性の場合、18〜69歳では生活活動強度が「適度」の人は、2300〜2650

ｋｃａｌとなっています。

合成甘味料は脳をだます

つまり、これを超えてしまうと、カロリー過剰となって、肥満につながるというわけです。なお、生活活動強度が「やや低い」人は、２０００～２３００ｋｃａｌです。今はデスクワークの人が多いので、こちらに該当する人が多いのかもしれません。

一方、女性の場合、「適度」の人は、１９００～２０５０ｋｃａｌで、「やや低い」人は、１６５０～１８００ｋｃａｌです。女性は男性に比べて体の小さい人が多いため、必要なエネルギーも少なくてすむわけです。逆にいうと、それだけカロリーオーバーになりやすいということです。

肥満になることを回避したい場合は、男性も女性も１日の総摂取カロリーが、こうした数値を超えないようにすることがもっとも重要です。しかし、これが実際にはなかなか困難なのです。私もけっこう苦労しています。

というのも、誘惑の要因、すなわち、おいしそうなケーキやお菓子などが氾濫しており、またお酒を提供する居酒屋が街のあちこちにあるからです。つまり、社会全体が肥満を作り出すような構造になっているのです。

そこで、甘いものを食べつつ、それでいてカロリーをとらないですむという、一見都合のよい、しかし危険性を秘めた合成甘味料の人気が高まっているのです。

でも、少し考えてみてください。なぜ砂糖は甘くておいしく感じるのでしょうか？それは速やかに腸から吸収されて、エネルギーになるからなのです。つまり、体を維持したり、疲れを回復させたりするのに役に立つ、必要な栄養素だからです。

一方で、スクラロースやアセスルファムKは、まったくエネルギーにはなりません。腸から吸収はされますが、代謝されないからです。

そんなものが「甘く」感じられるのは、おかしいと思いませんか。

おそらく「甘い」という錯覚を脳に引き起こしているだけで、脳をだましているのだと思います。

体にとってストレスになる

しかも、だましているだけではありません。それは腸から吸収されて、肝臓を通って血液に乗り、「異物」となって体中をグルグルめぐるのです。

体は、役に立たない異物を排除する仕組みを持っています。異物は、腎臓に送って、そこから排出するのです。しかし、おそらく異物が存在するということは、体にとって一種のストレスになると考えられます。

したがって、これらの合成甘味料の入った飲料やお菓子などを毎日食べるということは、そのストレスがずっと続くということになります。

精神的なストレスが、体のさまざまな障害を引き起こすことは、今や常識になっています。とすると、体に対するストレスも、なんらかの障害と関係する可能性が考えられます。これについては、まだなんら研究が行われていないので、詳しいことはわかりませんが、体にとってプラスになるものではないことだけは間違いないでしょう。

なお、合成甘味料以外にも危険性の高い食品添加物はたくさんあります。それらについて知りたい方は、拙著『体を壊す10大食品添加物』（幻冬舎新書）をご参照ください。

NGその11 美肌のためにコラーゲンサプリを飲む

⬅ 添加物の安全性が懸念され、値段も高い

コラーゲンは体にとって不可欠である

今やコラーゲンという言葉を知らない女性はほとんどいないでしょう。それほどコラーゲンは、女性にとって大切なアイテムとなりました。「肌がしっとり潤う」「プルンプルンの肌になる」「若返る」など、コラーゲンの効果についての情報がネットや雑誌、テレビでも飛び交っています。

「飲んだことがある」という人も、とても多いと思います。しかし、ほとんどの人は、とても不経済な商品を利用しているのです。それどころか、逆に体にとってマイナスに

なる製品を利用している人もいるのです。

そもそもコラーゲンとはなんでしょうか？　体の基本的な物質は、たんぱく質であることはみなさんご存知だと思います。筋肉はたんぱく質でできていますし、皮膚や血管、各臓器などもたんぱく質が基本になってできています。

人間の体で一番多いのは水で、60〜70％ですが、次に多いのがたんぱく質で、15〜20％です。そのため、人間は毎日たんぱく質を補わなければなりません。その量は体重の約1000分の1です。つまり、体重50kgの人なら1日に50gをとる必要があるのです。

それだけ重要なたんぱく質なのですが、そのうちの実に約30％をコラーゲンが占めています。つまり、体の中でもっとも多いたんぱく質なのです。

というのも、皮膚の真皮や全身に張り巡らされている血管は、コラーゲンでできているからです。

また、コラーゲンは軟骨の主成分で、水分を除いた固形成分の半分以上はコラーゲンでできているのです。このほか、目の角膜やガラス体もコラーゲンでできています。

このようにコラーゲンは、体の器官や組織を形成する重要な成分なのです。

合成甘味料が含まれているコラーゲンサプリは体に悪い

たんぱく質は、種々のアミノ酸がたくさん結合したもので、コラーゲンも同様です。体内のたんぱく質は、20種類のアミノ酸から構成されています。コラーゲンの場合、アミノ酸の一種のグリシンが約3分の1を占めていて、同プロリンとヒドロキシプロリンが約20%ずつ、同アラニンが約10%と、かなり偏った構成になっています。したがって、コラーゲンを生成するためには、これらのアミノ酸が必要ということになります。

ドラッグストアやスーパー、コンビニなどには、さまざまなコラーゲンサプリが売られています。ドリンクと粉状の製品が大半を占めています。そして、それらはテレビや新聞などでも盛んに宣伝されています。もちろん、ネット上でも販売されています。

しかし、それらの製品を飲んだり食べたりしても、含まれているコラーゲンがそのまま体のコラーゲンになることはありません。コラーゲンはたんぱく質の一種であり、分子量が大きいため、そのまま吸収されることはないからです。すべてペプシンなどの消化酵素によって分解されて、グリシンやプロリンなどのアミノ酸になってしまうのです。

また、市販のコラーゲンサプリの多くには、添加物が使われています。サプリメントは分類上、食品になります。ですから、食品に使われているのと同様な添加物が使われているのです。

たとえば、ある会社の粉状タイプの製品の原材料は、「豚コラーゲンペプチド、デキストリン、豚プラセンタエキス、ハス胚芽エキス、ハトムギエキス、トレハロース、香料、ビタミンC、ヒアルロン酸、増粘剤（プルラン）、卵殻Ca、甘味料（アセスルファムK、ステビア）、（原材料の一部にゼラチンを含む）」です。

トレハロース以降が添加物で、8種類も使われていることがわかります。

しかも問題のある合成甘味料のアセスルファムKが使われているのです。149ページで指摘したように、肝臓へのダメージや免疫力の低下をまねく心配があります。とくに毎日飲むこうしたサプリメントの場合、その危険性が高まることになります。なお、甘味料のステビアは、南米原産のキク科・ステビアの葉から抽出された甘味成分です。

EU（欧州連合）委員会では、ステビアが体内で代謝されてできる物質（ステビオール）が、動物のオスの精巣に悪影響をもたらすとの理由で、使用を認めていませんでした。ただし、安全性について再検討が行われ、同委員会は、2011年12月から、体重1kg当たり4mg以下の摂取に抑えるという条件つきで使用を認めました。

しかし、長期間とり続けて何も障害が起こらないのか、不安を感じざるをえません。

ガラス成分が入ったサプリも!

ほかの会社からも、種々の粉状タイプのコラーゲン製品が出ていますが、いずれも香料や乳化剤（水と油を混じりやすくするもの）、増粘剤などの添加物が使われています。

また、錠剤のコラーゲンサプリも出ていますが、二酸化ケイ素やステアリン酸カルシウムなどの添加物が使われています。

二酸化ケイ素は、ガラスの成分で、錠剤化するために使われています。消化・吸収されないので、体への影響はほとんどないと考えられますが、ガラス成分を口の中に入れるのは、抵抗がある人もいるでしょう。なお、ステアリン酸カルシウムは、脂肪酸のステアリン酸とカルシウムを結合させたものなので、安全性に問題はありません。

また、ドリンクタイプの製品も数多くの種類がありますが、それらには合成甘味料のスクラロースやアセスルファムKが使われています。しかも1本で200〜250円するので、毎日飲み続けると高額になってしまいます。

つまり、添加物の影響が心配されるし、値段も高いので出費が大きくなってしまうということなのです。

コラーゲンを簡単にとれる方法はある

実は、こうしたコラーゲン製品を買わなくても、容易にコラーゲンをとる方法があるのです。

コラーゲンがたんぱく質の一種であることは前に述べましたが、これを成分とした食品が以前から売られているのです。それは、ゼラチンパウダーです。つまり、ゼリーを作るための食材です。これは、あくまでも食品で、サプリメントではありません。

ゼラチンは、コーヒーゼリーやフルーツゼリー、そのほか多くの食品に原材料として使われていますが、コラーゲンを分解したものなのです。コラーゲンを加熱したり、酸やアルカリで分解したものが、ゼラチンなのです。

現在市販されているゼラチンパウダーは、主に2種類あります。マルハニチロ食品の［ゼライス］と森永製菓の［クックゼラチン］です。［ゼライス］は、1箱が200円前後と安いのが特徴です。1箱には、5gのゼラチンが入った袋が7つ入っているので、全部で35gとなります。［クックゼラチン］は30g（5g×6袋）で180円前後です。

ちなみに、これらを1g当たりに換算すると、［ゼライス］が約5・7円、［クックゼラチン］が約6円となります。なお、もっともポピュラーなある会社の粉状のコラーゲンサプリは、200gで1900円前後ですから、1g当たり約9・5円です。したがって、［ゼライス］や［クックゼラチン］のほうが割安なのです。しかも、こちらのほうがコラーゲンの割合がコラーゲンサプリより高いので、もっと割安になります。

これらのゼラチンパウダーは、ゼラチンのみで、添加物などそのほかの原材料は一切使われていません。［ゼライス］も［クックゼラチン］も、5g中4・6gがコラーゲンで、そのほかはナトリウム（0・012gまたは0・019g）などです。したがって、純粋なコラーゲンを手軽にとることができるのです。

私は、だいぶ以前からゼラチンパウダーを使ったコーヒーゼリーを毎日のように食べています。つまり、意図的にコラーゲンをとっているのです。そのきっかけは、膝が痛くなったことでした。

51歳のときだったのですが、右膝に痛みを覚えるようになったのです。歩くときに痛みを感じたのですが、とくに階段を下りるときに強く感じました。歩く際には、膝の関節には体重の2〜3倍、階段を下りるときにはなんと5倍も力がかかります。そのために、膝に大きな負担がかかって痛むのです。

「50代前半で、早すぎるのでは？」と感じる人もいると思いますが、私の場合、部屋にこもって原稿を書いている時間がとても長いので、どうしても運動不足に陥ってしまうのです。もちろん部屋の中でスクワットをしたり、時々家の近くの田舎道を散歩したりしていたのですが、それだけでは十分な運動にはなっていなかったようです。

ちょうどその頃、「週刊金曜日」で膝痛に効くというサプリメントの問題点について執筆していたのですが、膝の関節についてとても重要なことがわかったのです。

膝の痛みは、膝の関節を形成している軟骨がすり減って、骨と骨とが擦れるような状態になってしまうことで発生しますが、軟骨を形成している成分は、65〜80％が水分で、残りの固形成分の約半分がコラーゲンであるということです。

若い頃は、代謝が活発ですから体を構成する成分が次々に作られます。つまり、膝の関節を形成するコラーゲンもどんどん作られ、そのためしっかりした軟骨が維持されるため、膝の骨と骨とが擦れ合うことはなく、痛みを感じることはないのでしょう。

ところが、加齢とともにコラーゲンが十分作られなくなって、膝の軟骨が薄くなって、痛みを感じるようになったのではないかと、私は考えました。

そこで、「それならコラーゲンをできやすくすればいいだろう」と単純に考え、それを実践してみることにしたのです。

ゼラチンはコラーゲンの原料になる

前にも書いたようにコラーゲンはたんぱく質の一種であり、それをとったからといって、そのまま腸から吸収されることはありません。消化酵素によって、アミノ酸に分解されてしまうからです。ですから、摂取したコラーゲンがそのまま膝関節に移行して、コラーゲンとなるということはありません。

しかし、摂取したコラーゲンが、体内で作られるコラーゲンの原料になることが考えられました。つまり、消化酵素によって分解されてできた各種アミノ酸が腸から吸収されて、それをもとにコラーゲンが作られるということです。それが膝関節の軟骨で実際に起これば、コラーゲンが増えて、軟骨はしっかりしたものとなり、骨と骨のクッションとなって擦れを少なくして、その結果、痛みがやわらぐのではないか、と思いました。

そこで私は、［ゼライス］を買ってきて、コーヒーゼリーを作って毎日食べるようにしたのです。コーヒーゼリーの作り方はいたって簡単です。小さめの鍋に水を入れて、火にかけます。そして、インスタントコーヒーを適量入れて、さらにゼラチンパウダーを適量入れます。目安としては、300㎖の水にゼラチン5gです。

かき混ぜながら沸騰させて、火を止めます。あとは冷えてきたら、コーヒーカップあるいは浅めのコップに入れて、冷蔵庫で冷やします。数時間すると固まって、コーヒーゼリーのでき上がり、というわけです。とても簡単でしょう。

コーヒーゼリーはそのまま食べてもいいですし、ハチミツやメープルシロップなどをかけると、コーヒーの苦味と甘さがマッチしておいしく食べられます。もちろん牛乳やクリームなどをかけて食べてもOKです。ちなみに、フルーツゼリーを作る場合は、少量のお湯にゼラチンパウダーをよく溶かし、そこにオレンジジュースなどを加えて、カップに入れて冷蔵庫で冷やせばでき上がりです。

なお、冬場は寒いのでコーヒーゼリーはなかなか食べにくいと思います。そこで、お茶やみそ汁などにゼラチンパウダーをそのまま入れて溶かし、飲むようにしています。ただのお湯に溶かしてもかまいません。あるいはカフェオレに溶かして飲むこともできます。

ゼラチンパウダーで膝の痛みがやわらいだ！

私の場合、そうしてゼラチンをとるようにしたところ、数週間すると、膝の痛みをあまり感じなくなりました。おそらく膝の軟骨を形成するコラーゲンがたくさん作られて、軟骨がしっかりして、擦れることが少なくなったためと考えられます。

整形外科や整骨院に通ったわけではありませんし、とくに運動をしたというわけでもありません。ですから、おそらくゼラチンが効いたのだろうと思います。

コラーゲンは、前に書いたように体内のたんぱく質の約30%を占めています。それを維持するためには体内で常に合成されなければならず、その原料となるアミノ酸が必要なのです。しかも、コラーゲンのアミノ酸組成はプロリンやヒドロキシプロリン、アラニンが多くを占めるなど、かなり偏っているため、それらを補給してやる必要があります。そのためには、コラーゲンを摂取することが一番手っとり早いのです。分解されて、プロリンやヒドロキシプロリンなどになるからです。

こうして私の膝の痛みはしだいに治まっていきました。そして、さらに思わぬ変化が現れました。腕の皮膚がやけにしっとり、すべすべしてきたのです。それは、今までとは明らかに違う肌の感じでした。自分でも触って、明らかにしっとり感があって、すべすべしているのです。これには自分でもびっくりしました。

ただし、これは当然といえば当然のことなのです。というのも、皮膚はコラーゲンによって形成されているからです。皮膚は、表皮と真皮からできていますが、厚い層をなしている真皮は、コラーゲンで形成される繊維組織でできているのです。つまり、大部分がコラーゲンなのです。

したがって、コラーゲンがどんどん形成されれば、真皮がしっかりしてきて、結果的に肌がしっとりすべすべになってくるのです。

私は、この体験を周囲の何人かに話しました。すると、その言葉を信じた人たちは同じようにゼラチンを食べるようになりました。そして、やはり同様に肌のしっとり感とすべすべ感を得られたと、とても喜んでいました。これは、まったく本当の話です。

血管をじょうぶにするコラーゲン

さらに、ゼラチンを摂取することによって、血管もじょうぶになっていると考えられます。というのも、血管の壁は主にコラーゲンでできているからです。壊血病という言葉を聞いたことがあると思います。歯肉や皮膚などの血管が破れて出血し、歯肉炎や貧血、全身倦怠、衰弱などに陥る病気です。

これはビタミンCの欠乏によって起こることがわかっていますが、ビタミンCは、体内でコラーゲンの生成に欠かせない栄養素なのです。そのため、それが不足するとコラーゲンが作られにくくなり、血管がもろくなって破れ、出血を起こすのです。

逆にいえば、コラーゲンが体内でたくさん作られるようになれば、血管への供給が十分になって、血管がじょうぶになると考えられるのです。そのためには、もちろんビタミンCを摂取することも大切ですが、コラーゲンの原料となるアミノ酸を補給することが大切なのです。その補給には、ゼラチンを食べることがもっとも手っとり早いといえるのです。ちなみに、ビタミンCの1日所要量は、100㎎です。これだけとっていれば、壊血病になる心配はありません。

結局、ゼラチンを食べることは、膝などの軟骨形成を促し、肌をしっとりすべすべにし、さらに血管をじょうぶにするということで、よいことずくめなのです。また、コレステロールは含んでいませんので、高コレステロールになる心配はまったくありません。ちょっとほめすぎかもしれませんが、私は5年近くゼラチンを食べ続けていて、これらのメリットを実感しているので、みなさんにもぜひ知ってもらいたいと思い、批判を受けることを承知で、あえて書いているのです。

ただし、ゼラチンパウダーの安全性に懸念を持っている人もいるかもしれませんね。というのも、ゼラチンは、牛や豚などの軟骨や皮から作られることが多いからです。もし、牛のものが使われているとなると、BSE（牛海綿状脳症）になる可能性が、まったくないとはいえません。

しかし、ご安心ください。［ゼライス］は、豚からとったコラーゲンを原料にしているので、BSEの心配はありません。ただし、一つ気になることがあります。それは、コラーゲンを分解するのに、塩酸を使うことがあり、その場合、塩素化合物ができる可能性があり、それが、有害であるという指摘があるのです。

そこで、マルハニチロ食品に問い合わせたところ、「コラーゲンをアルカリで処理しているので、塩酸は使っていない」とのことでした。これなら、塩素化合物ができることはありませんので、安心して食べることができると思います。

NGその12 風邪をひいたら風邪薬を飲む

↓

薬に風邪を治す力はなく、かえって治りを遅くする

風邪は薬では治らない

子どもの頃、風邪をひいたら、親に風邪薬を飲まされたものです。みなさんも同じだと思います。それが当たり前でしたし、今も当たり前になっています。そして、大人になっても、同様に風邪薬を飲んでいる人は多いと思います。

ドラッグストアや薬局には色とりどりのさまざまな風邪薬が売られていて、とくに風邪が流行る冬場になると、風邪薬コーナーが作られ、そこに山のように並べられます。また、テレビで各製薬会社の風邪薬のCMがこれでもかというくらい毎日放送されます。

しかし、みなさんの中に風邪薬を飲んで、「治った！」という実感を持った方はいるのでしょうか？　確かに一時的には熱が下がったり、鼻の通りがよくなったり、のどの痛みがなくなったりという経験はあると思います。

しかし、それは一時的なもので、飲むのをやめれば、再び熱が出たり、鼻が詰まったり、のどが痛くなったりして体がしんどい状態が続くケースがほとんどではないでしょうか。

そして、結局は、それらの症状がなくなるまで、すなわち風邪が治るまで1週間以上もかかってしまったということになるのです。しかし、それは当然なのです。なぜなら風邪薬に風邪を治す力はなく、一時的に症状を楽にするという効果しかないからです。

風邪はもっともポピュラーな病気で、誰もが経験したことがあると思います。その症状は、のどが痛む、たんや咳が出る、くしゃみが出る、鼻水が出る、鼻が詰まる、熱が出る、頭痛がするなど、いずれも不快な症状です。

なぜ、そんな症状が現れるかというと、ウイルスや細菌がのどや鼻の粘膜で増殖して、粘膜に炎症が起きるからです。その結果、のどが痛んだり、鼻水が出たりという症状が現れるのです。また、ウイルスや細菌を撃退しようと体の免疫がそれらと戦うため、その結果として体温が上がります。これが、発熱という症状になるのです。

のどや鼻から侵入して風邪の諸症状を起こすのは、9割以上がウイルスとされています。ふだんから身近に存在するライノウイルスやコロナウイルスなどが増殖して、炎症が起こるのです。ですから、風邪を治すためには、これらのウイルスを退治しなければならないのです。

ところが、市販の風邪薬は、これらのウイルスを退治するものではありません。ですから、風邪薬を飲んでもなかなか治らないのです。

薬は一時的に熱を下げ、痛みを抑えるだけ

現在、ひじょうに多くの種類の風邪薬が市販されていますが、「いったいどこが違うの？」と困っている方も少なくないでしょう。

風邪薬の主成分は、解熱鎮痛剤です。つまり、発熱の症状を抑え、また、頭や関節などの痛みを抑えようというものです。風邪薬は、この解熱鎮痛剤の種類によって2つの

タイプに分類することができます。

一つは、アセトアミノフェンを配合しているものです。アセトアミノフェンは、もっとも一般的な解熱鎮痛剤で、皮膚の血管を広げて熱を放散させ、さらに痛みの感受性を低下させる作用があります。だから熱が下がり、痛みがやわらぐのです。しかも胃を刺激することが少なく、腎臓に対する影響も少ないとされています。

ただし、肝臓障害を起こすことがあります。アセトアミノフェンは体内で代謝されて別の物質になり、それが肝臓で解毒されるのですが、量が多いと解毒しきれずにたんぱく質と結合して、肝細胞の壊死を引き起こすからです。

もう一つのタイプは、イブプロフェンを主成分とするものです。イブプロフェンは、非ステロイド性抗炎症薬（NSAIDs）の一種です。炎症や発熱を引き起こす生理活性物質のプロスタグランディンの生成を阻害することで、痛みを抑えて熱を下げます。

しかし、吐き気や消化不良、下痢、消化器潰瘍などの副作用が現れることがあります。

また、ぜんそくを引き起こすこともあります。そのため過去に解熱鎮痛剤でぜんそくを起こした人やアスピリンぜんそくの人の服用は禁忌《きんき》となっています。このことは、説明書にも書かれています。

市販の風邪薬には、アセトアミノフェンあるいはイブプロフェンのどちらかが、必ず配合されています。ですから、風邪薬を飲むと一時的に熱が下がって体が楽になり、また、頭痛やそのほかの痛みもやわらぐのです。それで、「治ったようだ」と思ってしまう人もいるのです。

薬ではウイルスを撃退できない

ところが、これは風邪が治ったわけではまったくないのです。というのも、風邪の原因となっているウイルスを退治できたわけではないからです。あくまで一時的に熱が下がって痛みが抑えられたということにすぎないのです。

解熱鎮痛剤のように一時的に症状を抑える薬を対症療法薬といいます。実は風邪薬に含まれている成分は、すべて対症療法薬なのです。主な成分は次の通りになります。

・トラネキサム酸…のどの痛みをやわらげる。

・dl－メチルエフェドリン塩酸塩…気管支を広げて咳を鎮める。
・ブロムヘキシン塩酸塩…咳の原因となるたんを出しやすくする。
・クロルフェニラミンマレイン酸塩…鼻水とくしゃみをやわらげる。
・リゾチーム塩酸塩…鼻の症状を鎮め、たんを柔らかくして出しやすくする。
・無水カフェイン…頭痛をやわらげる。

以上が主な成分ですが、いずれも風邪の諸症状を抑える、あるいはやわらげるものであることがわかります。テレビCMで「風邪の諸症状の緩和に」というフレーズをよく耳にしますが、このことを端的に伝えているのです。

結局、どの成分も原因となっているウイルスを撃退するものではなく、風邪を治す力はないのです。

ウイルスというのは実に厄介な生物、というよりも生物と無生物の中間体といえるものです。細菌よりもずっと小さくて、しかも細胞の中に入り込んでしまうため、薬で攻撃することがとても難しいのです。ですから、風邪のウイルスを直接攻撃する薬はまだ開発されていません。

そのため、風邪薬に含まれている成分は、どれも風邪の症状を一時的に緩和するものになってしまうのです。風邪薬を飲むと、咳やのどの痛みが治まり、鼻の通りがよくなり、熱も下がって治ったと思ってしまうのですが、原因のウイルスが退治されているわけではありません。ですから薬の効いている時間が過ぎてしまうと、また症状がぶり返すということになるのです。つまり、風邪薬で風邪を治すことはできないのです。

ネット解禁で手に入りやすくなった風邪薬

ところで、風邪薬はいうまでもなく医薬品ですが、現在、市販の医薬品は、第1類、第2類、第3類に分類されています。薬品行政の基本法である薬事法が改正され、それが2009年6月から施行されたため、3つの分類がなされるようになったのです。

第1類医薬品は、医薬品としての使用経験が少なく、副作用や相互作用などに安全上とくに注意を要するもので、薬剤師のいる店でしか販売できず、お客に服用の際の注意点を説明しなければなりません。発毛剤の「リアップ」（大正製薬）や解熱鎮痛剤の

［ロキソニンS］（第一三共ヘルスケア）などが、これに当たります。

第2類医薬品は、第1類よりは危険性が少ないものの、副作用や相互作用などに注意を要するもので、薬剤師または登録販売者（薬販売の一定の実務経験があり、都道府県知事の行う試験に合格した者）のいる店でしか販売できません。大半の市販薬は、これに当たります。なお、第2類の中でもとくに注意を要するものは、指定第2類医薬品として、「2」という番号を丸か四角で囲む必要があります。風邪薬は、この指定医薬品に当たり、ほかに解熱鎮痛剤、水虫薬、漢方薬などがあります。

第3類医薬品は、副作用や相互作用に関して、多少注意を要するもので、これも薬剤師または登録販売者のいる店でしか販売できません。整腸薬や消化薬などが、これに当たります。ちなみに、NGその1でとり上げたヨードうがい薬もこれに当たります。

なお、これらの医薬品のネット販売については、当初第3類を除いては売買が禁止されていましたが、2013年1月、最高裁判所が、「ネット販売を一律に禁じた厚生労働省令は違法」とした二審の判決を支持して、ネット販売を認める判決をくだしました。そのため事実上、第1類医薬品や第2類医薬品のネットでの販売は解禁されることになったのです。

風邪薬は免疫力を弱める

話を風邪薬に戻しましょう。風邪薬で風邪は治らないとなると、いったい風邪はどうしたら治るのでしょうか？

風邪のウイルスを撃退できるのは、体の免疫しかありません。リンパ球などからなる免疫システムが風邪ウイルスを攻撃することで減らし、風邪を治してくれるのです。

ただし、撃退するまでにはどうしても時間がかかります。ですから、一度風邪をひくと、治るまでに数日から1週間ぐらいかかってしまうのです。

なお、風邪で病院に行くと、抗生物質を出されることがよくありますが、抗生物質は細菌を殺すことはできても、ウイルスには効きません。ですから、粘膜の炎症にともなって増殖した細菌を減らすことはできますが、風邪を治すことはできないのです。やたらと抗生物質を出す医者は信用しないほうがよいでしょう。

ところで、免疫に関してとても重要なことがあります。それは、免疫は体温が高いほうが強まるということです。風邪をひくと熱が出るのは、免疫がウイルスと戦っているからですが、それは結果的に体温を高めて免疫力を強めることになるのです。また、風邪ウイルスは高温に弱いので、ウイルスの活動を抑えることにもなります。

ところが、風邪薬を飲んだらどうなるでしょうか。解熱鎮痛剤によって熱を無理に下げてしまうことになるので、免疫力が弱まってしまうのです。さらに、風邪ウイルスの勢いを増してしまうことにもなります。

したがって、風邪の治りが遅くなってしまうのです。これは医学界では常識になっていて、どのお医者さんでも知っていることです。ですから、解熱鎮痛剤でやたらと熱を下げてはいけないのです。それでも風邪薬に解熱鎮痛剤が配合されているのは、一時的にしても熱や痛みを抑えれば、「効いた」と感じる人が多いからでしょう。

風邪の諸症状は、いわば風邪を治そうとして起こる現象でもあるのです。発熱は、免疫力を高めて、ウイルスの活動を抑えます。また、咳やたん、鼻水は、ウイルスを体外に排除しようとする体の反応なのです。風邪の症状は辛いものですが、やたらと風邪薬で抑え込むとウイルスを排除できず、かえって治りにくくなってしまうのです。

重い副作用が現れることも

さらに、風邪薬を服用することで発生する問題があります。それは、薬の副作用が現れる可能性があるということです。風邪薬は一般に広く使われているものなので、副作用の話はあまり聞いたことがないと思いますが、まれに、ひじょうに重い副作用が現れることがあるのです。それは、スティーブンス・ジョンソン症候群という病気です。

これは、高熱をともない、発疹や発赤、火傷のような水ぶくれが全身の皮膚や口や目の粘膜に現れるというものです。体の免疫が薬の成分に過剰に反応し、皮膚や粘膜の細胞を異物として認識して攻撃するために起こると考えられています。

『薬をやめれば病気は治る』（幻冬舎新書）の著者である岡本裕《ゆたか》医師は、研修医時代にスティーブンス・ジョンソン症候群の患者を目の当たりにして、薬の副作用の怖さを思い知ったといいます。それ以降、薬を使うことに疑問を持つようになり、患者に薬の使用をやめさせたところ症状が改善したという例を数多く確認したといいます。

スティーブンス・ジョンソン症候群は、市販の風邪薬や解熱鎮痛剤などで起こる重い副作用として、最近とても話題になっています。２０１２年11月19日に放送されたＮＨ

K「クローズアップ現代」でも、この問題がとり上げられました。そこで紹介された27歳の女性は、それまで飲んだ経験のある解熱鎮痛剤を用法・用量を守って服用したところ、突然高熱や発疹などの症状に襲われて、一時は呼吸困難に陥り生死の境を彷徨《さまよ》ったといいます。なんとか一命はとりとめましたが、左目の視力をほとんど失いました。

飲みなれた薬でも、しかも用法・用量を守ってもこうした重い副作用が現れるということが、とくに怖い点です。

このほか市販の風邪薬を使うと、副作用として、たんをともなわない空咳、息切れ、呼吸困難、発熱などの症状が現れる間質性肺炎が起こることがあります。さらに、イブプロフェンを成分とした風邪薬の場合、無菌性《むきんせい》髄膜炎を起こすこともあります。首筋のつっぱりをともなった激しい頭痛、発熱、悪心、嘔吐などが現れるというものです。

スティーブンス・ジョンソン症候群のように重症な副作用が現れるケースは少ないようですが、もし現れてしまった場合、それまでの生活が一変してしまうことになります。

したがって、風邪薬といえども安易な使用はやめたほうがよいのです。

風邪にはどう対処すべきか

では、風邪にはどう対処したらよいのでしょうか？　まず当たり前ですが、風邪をひかないように注意することです。これは心がけしだいでは、可能なのです。風邪ウイルスの多くは冬場になって気温が低くなって乾燥してくると、活動が活発になってきます。そして、人間ののどや鼻の粘膜に付着して、そこで増殖します。したがって、ウイルスが粘膜に付着しないようにすればいいわけです。

そのためには、よくいわれていることですが、水でよくうがいをすることです。外出して家に帰ってきたときは、必ずうがいをしましょう。この際、ヨードうがい薬を使う必要はありません。それは、NGその1で書いたことからも明らかです。水でうがいするだけで、風邪をかなり予防することができるのです。

また、鼻の孔を水で洗うのもよいでしょう。水を手ですくって鼻に当てて、吸い込むようにして洗うのです。最初は鼻に痛みを感じることがありますが、慣れてくると、痛みを感じずに洗うことができるようになります。こうして鼻の粘膜に付着したウイルスを洗い流すわけです。

さらに、栄養を十分にとって免疫力を高い状態にしておくことです。栄養が不足したり、疲労が重なったり、睡眠不足に陥ったりして体力が低下すると、免疫力も低下してしまいます。すると、風邪ウイルスの侵入を受けやすくなります。したがって、体力が低下しないように注意することが大切です。

それでも風邪をひいてしまったら、どうすればよいのでしょうか？

私の場合、冬場になると、外出して家に帰ってきたとき、水でうがいを十分にして、さらに鼻の孔を洗っているためか、滅多に風邪をひくことはありません。しかしそれでもたまにひくことがあります。だいたい夜にのどや鼻が「ちょっとおかしいな」と感じて、朝目覚めるとのどが荒れて痛く、熱も37度を超えるくらいになっている、というような状況で風邪をひきます。

おそらく外出した際に、のどや鼻にウイルスが侵入し、うがいや鼻洗いでも十分に除去しきれずに、眠っている間に増殖して炎症を起こすということだと思います。眠っているときは体温が下がるため、免疫力も下がって、ウイルスが増殖しやすくなるようです。

風邪が根本から治る最適な方法とは

ひとたび風邪をひくと、免疫力が十分に高まるまで時間がかかるのか、なかなか治りません。熱が出て、のどが痛くなり、たんや鼻水が出て、体がだるくなって、辛い状態が続きます。こうなると持久戦を覚悟しなければならなくなります。

風邪を治すうえでもっとも重要なことは、免疫力を高くしてウイルスを撃退する態勢を作ることです。そのためには、栄養を十分にとって、体温を高く維持することです。また、ビタミンCをとるのも有効です。これまでの研究で、ビタミンCが風邪の回復を早めることが確認されているからです。

私の場合、とにかく栄養をとるようにします。卵や牛乳、肉類など栄養価の高いものを食べるようにして、野菜ジュースを飲んでビタミンやミネラルも多くとります。また、のどが痛むときは、ハチミツを舐めています。昔から、ハチミツはのど荒れによいとされ、実際に粘膜が潤って、荒れた状態が改善されるからです。

それから、漢方薬の「葛根湯《かっこんとう》」を飲みます。「葛根湯」は、ひき始めの風邪に効果があるとされていますが、これは免疫力を高める手助けとなり、風邪ウイルスの撃退に力添えをするからです。私の場合、ひき始めだけでなく、ずっと飲み続けます。飲むと体が楽になって、効いているのを実感することができるのです。

ちなみに、「葛根湯」は各製薬会社から出ていますが、私が利用しているのは、「カンポウ専科葛根湯」（クラシエ薬品）という顆粒状の製品です。これまでいろいろな「葛根湯」を試してきましたが、この製品が一番効果を感じられたからです。

「葛根湯も風邪薬に変わりないんじゃないの？」と、疑問に感じる人もいると思います。確かに「葛根湯」も風邪薬の一つですが、漢方薬と現代薬（西洋薬）とでは、病気に対する考え方が根本的に違います。現代薬は、風邪薬でもよくわかるように、症状を抑えようというものです。したがって、一時的に辛い症状が改善されるので、効果が現れたように感じられますが、根本的な治療にはなっていないのです。

漢方薬は根本療法になる

一方、漢方薬は、体が正常でなくなった状態を病気として、体の状態をもとに戻すように作用することで病気を治そうとします。「葛根湯」の場合、免疫力を高めることでウイルスを排除して、風邪を治そうとします。これは、いわば根本療法です。

しかし、それには時間がかかり、また、個人差もあるため、スパッと効いたような実感がなかなか得られないというのも事実でしょう。

それでも治療というのは、本来根本療法であるべきと、私は考えています。ですから、漢方薬を利用しているのです。これまでの経験からいうと、栄養や水分を十分とって、「葛根湯」を飲み続ければ、4〜5日から1週間で風邪は完治しています。

なお、咳があまりにもひどかったり、夜に咳込んだりして眠れないときには、「麦門冬湯《ばくもんどうとう》」を飲むようにしています。これを飲むと、咳が治まって眠れるようになるからです。ただし、これらは私の個人的な体験ですので、すべての人に同じように当てはまるかどうかはわかりません。あくまで一つの参考としてください。

NGその13 お腹をくだしたら下痢止めを飲む

↓

下痢は有害なものを排泄するためで、無理に止めてはいけない

下痢は有害物を外に出す現象

お腹が急に痛くなってトイレに行きたくなる、という経験をお持ちの方はひじょうに多いでしょう。というより、持たない人はいないかもしれません。それほど急な下痢というのは、起こりやすいものです。

そんなときに、いわゆる下痢止めを飲むというのが、常識になっています。木《もく》クレオソートを主成分とした製品や乳酸菌を成分とした製品などが代表的で、薬局などで売られています。

しかし、それらをあえて飲む必要はないのです。むしろ飲むことによって、有害なものが排泄されなくなる可能性があるからです。また、下痢止めの副作用も心配されるのです。

下痢を起こす原因はたくさんありますが、通常は傷んだ食べ物を食べてしまう、あるいは食中毒菌が付着した食べ物を食べてしまう——この2つが多いでしょう。

また、古くなった油を含む食品を食べた場合も、下痢を起こすことがあります。脂肪が酸化してできた有害な過酸化脂質が含まれているからです。

こうした下痢は、いわば体にとってよくないものを早く排泄するための現象といえます。つまり、傷んだ食べ物というのは、一部が腐敗しているということですから、体にとって好ましいものではありません。害になるようなものでできている可能性もあり、それが消化管から吸収されて、全身にめぐると、悪影響が現れることになります。

そこで、それを防ぐために消化管は食べ物を早く外に出してしまおうとします。つまり、それが下痢という症状なのです。

また、最近では、サルモネラ菌やカンピロバクターなどの食中毒菌が原因の下痢が増えています。細菌自体が有害か、あるいは有害な毒素を作り出します。いずれにしても体にとっては害のあるものです。そこで消化管は、それらをいち早く排泄しようとして、その動きが激しい下痢となって現れるのです。

薬で腸の動きを止めるのは体に悪い

油の場合も同様なことがいえます。脂肪は体にとって必要な栄養素ですが、それが酸化してできた過酸化脂質は毒性物質なのです。ネズミやウサギに投与した実験では、成長が悪くなり、一定量を超えると、なんと死んでしまいます。

ですから、過酸化脂質を多く含む油が口から入ってきた場合、体はそれを早く外に排泄しようとします。それが、下痢となって現れるのです。

つまり、下痢という現象は、体に入ってきた有害なものを早く排泄するために起こるものなのです。したがって、下痢止めを飲んで無理に止めてしまうと、排泄が十分行われなくなってしまいます。これは、有害なものが体内にとどまるということであり、かえってマイナスの影響をもたらします。

下痢止めの薬は数多くありますが、昔から広く使われている代表格は、木クレオソートを主成分とした製品です。黒い玉になっていて、鼻を突くにおいが特徴です。

これは、ブナやマツなどを炭化する際に得られる木タールを蒸留して精製された液体で、石炭から作られたクレオソートと区別するために、木クレオソートといわれています。この木クレオソートには、大腸の蠕動《ぜんどう》運動を抑制し、また、腸内の細菌の活動を抑えるという働きがあります。それによって、下痢が止まるのです。なお、これは第2類医薬品です。

しかし、それが体にとってよいことなのかというと、はなはだ疑問です。確かにこれで下痢はある程度治まるのかもしれませんが、前にも書いたように下痢というのは、体にとって有害なものをいち早く排泄させる現象です。そのために大腸が激しい蠕動運動を起こし、それを腸内から外に出そうとするのです。痛みは急激な蠕動運動によってもたらされるものです。

その蠕動運動を木クレオソートによって無理に止めるというのは、有害物の排泄を遅らせるということです。これでは、有害物が長時間消化管内にとどまって、吸収されて全身をめぐることにもなるのです。

木クレオソートは毒性物質の塊

また、木クレオソート自体が、害をもたらすこともあります。木クレオソートは主に22の成分（グアヤコール、クレゾール、フェノールなど）からできていますが、毒性の強いものが多いのです。

もっとも多く含まれているグアヤコールという物質は、刺激性が強く、致死量は3～10gとされています。また、クレゾールは病院などで消毒薬としても使われているもの（ツーンと鼻を突く独特のにおいがある）で、誤って飲み込むと胃腸や肝臓に悪影響が及び、重症の場合、死亡することもあります。フェノールも毒性が強く、人間が微粉末や蒸気を吸い込むと、鼻やのどが刺激されて、咳や息切れが激しくなります。動物実験では、発がん性が認められています。

つまり、木クレオソートは有害物質の塊のようなものなのです。それを口から飲み込むということ自体が相当問題があるといえ、そのため副作用が現れることがあるのです。

製品の説明書には、「発疹やかゆみ、むくみなどのほか、吐き気、嘔吐、便秘、胃部不快感、めまい、頭痛などの副作用が現れる可能性がある」と書かれています。重篤な副作用として、全身のだるさや黄疸《おうだん》（皮膚や白目が黄色くなる）などの肝機能障害があげられています。

実は私も、子どもの頃に木クレオソートの下痢止めを何度か飲んだことがあります。しかし、飲むたびに太ももの内側に赤いブツブツ、いわゆるじんましんができたため、飲むのをやめたことをはっきり覚えています。飲むのをやめてからは、じんましんができることはありませんでした。

じんましんはアレルギーの一種ですが、一種の警告反応といえます。つまり、その人にとって害になるような、あるいは体がうまく処理できないような物質が入ってきたときに、「変なものが入ってきたぞ」という警告を発していると考えられます。つまり、免疫がその物質を感知して、有害であることを認識し、それを知らせているのです。

免疫とは、いわば「体の防衛軍」のようなもので、病原性のある細菌やウイルスなどが体内に侵入してきたときに、それを撃退するシステムです。また、体内に棲みついている細菌やウイルス、カビなどが（口内や消化管、皮膚などには多くの細菌やカビなどが棲みついている）、異常に増殖しないよう抑えるように機能してもいます。

じんましんは一種の警告反応

免疫は、このように体を守る重要なシステムであり、それによって起こるじんましんなどのアレルギーも、体を守るための反応の一種という見方ができます。有害な物質が体内に入ってきた場合、それを免疫細胞が察知します。そして、その物質が血管に入ってしまった場合、それを血管内から排除しようとすると考えられます。

すなわち、免疫細胞がヒスタミンなどを分泌して、それが血管に作用して、血管の壁を物質が通過しやすい状態にします。その結果、血管から血しょうが漏れ出て、皮膚が赤くなったり、はれたりすると考えられます。これが、いわゆるじんましんです。

それは、免疫が体を守るための反応であり、また、「変なものが入ってきたぞ」という警告反応ともなるのです。

木クレオソートの場合、グアヤコールやクレゾールなど毒性の強い物質をたくさん含んでいます。それは、体にとって有害ですから、私の場合、免疫が反応してそれを排除しようとした結果、太ももにじんましんができたと考えられます。

ただし、そばやピーナッツを食べてアレルギーを起こす人もいれば、まったく起こさない人もいるように、これらの反応はかなり個人差があります。

したがって、木クレオソートの下痢止めを飲んでも、なんともない人もいれば、私のように拒否反応を起こす人間もいるということなのです。

ただ、いえることは、前にも書いたように下痢というのは、体に害のあるものが入ってきたときにそれを早く排泄しようとして起こるものなので、さらに害のあるものを服用して、それをストップさせるという方法は、基本的に間違っているということです。

大腸の蠕動運動が活発になるのは、その必要性があるからなのであって、それを無理に薬によって抑え込むという方法はおかしいのです。

私の場合、下痢をしたときには薬は飲まず、そのままにしています。ただし、あまりひどいときには、梅干しを食べるようにしています。梅干しには、有機酸が含まれていて、それが腸の働きを活発にして、下痢や便秘を改善するからです。また、有害菌の増殖も抑えると考えられます。

ちなみに、青梅を燻製にして作った「烏梅《うばい》」は、漢方薬として下痢や発熱などに処方されています。

下痢の原因は腸内細菌の乱れ

下痢止めには、ほかに乳酸菌を主成分としたものがあります。これは、木クレオソートを主成分とした薬に比べて、即効性はありません。なぜなら、腸内細菌のバランスを整えて、下痢を改善しようというものだからです。

大腸には、信じられないくらいたくさんの細菌が棲みついています。大腸菌や乳酸菌、ビフィズス菌、ウェルシュ菌など、その種類はおよそ100種類、そしてその数はなんと100兆個にも及ぶといわれています。人間の細胞は全部で約60兆個ですから、それよりも多い細菌が大腸に棲みついているのです。

それらは腸内細菌といわれていて、大腸と共生関係にあります。すなわち、細菌は棲み家をあたえてもらう代わりに、食べ物の消化を助けたり、栄養素を作って提供したりしているのです。

ところが、栄養が偏ったり、お酒を飲みすぎたりすると、腸内細菌のバランスが乱れ、有害物質を作るような細菌、いわゆる「悪玉菌」が増えてしまいます。すると、腸内環境が悪化して、悪玉菌優勢となって、下痢などの症状が起こると考えられています。

その乱れた状態を正そうというのが、乳酸菌を主成分とした下痢止めなのです。善玉菌である乳酸菌を大腸に送り込んで、悪玉菌の勢力を抑え込もうというものです。

したがって、乳酸菌が勢力を増して、悪玉菌を抑え込むまでには時間がかかります。ですから、即効性は期待できないのです。また、悪玉菌が増えて起こった下痢以外には、効果はあまり期待できないことになります。

ただし、木クレオソートのように毒性があるというわけではありませんから、害になることはまずないと考えられます。

プレーンヨーグルトでお腹の調子を整えよう

ところで、乳酸菌を摂取するということであれば、下痢止めを飲まなくても、ヨーグルトを食べればよいでしょう。ヨーグルトは、牛乳を乳酸菌で発酵させたものであり、それには乳酸菌がたくさん含まれているからです。

その際には、プレーンタイプの製品を食べるようにしてください。というのも、フルーツタイプのヨーグルトには、強烈なにおいのする香料が使われていて、また、製品によっては、安全性の疑わしい合成甘味料が添加されていることもあるからです。

プレーンヨーグルトとして知られているのは、「明治ブルガリアヨーグルトLB81プレーン」（明治）があります。使われているLB81乳酸菌は、善玉菌の代表格といえるもので、腸内の悪玉菌が増えるのを抑えて、腸内環境を整える働きがあります。

女子大生106人に「明治ブルガリアヨーグルトLB81プレーン」を食べてもらったところ、全員の便通がよくなり、便秘が改善されたといいます。そのため、「お腹の調子を整える」トクホ（特定保健用食品）として、消費者庁から許可されています。

また、「森永ビヒダスプレーンヨーグルトBB536」（森永乳業）も、よく知られた製品です。

乳児の腸にいるビフィズス菌が入ったヨーグルトで、これも、「お腹の調子を整える」トクホです。人での臨床試験で、排便回数や便性状の改善が認められています。

もう一つ、お勧めの製品が、［小岩井生乳100％ヨーグルト］（小岩井乳業）です。これも、トクホの許可を受けていて、「生きたビフィズス菌（ビフィドバクテリウム・ラクティスBB-12）の働きにより腸内の環境を改善し、おなかの調子を良好に保ちます」という許可表示があります。

この製品は、ビフィズス菌を含んでいるだけでなく、とてもおいしいのです。生乳100％であるため、舌触りがなめらかで、酸味の少ない、食べやすいヨーグルトに仕上がっています。そのため、プレーンですが、砂糖をかけなくても、そのままで十分食べられます。1個（400g）が200円前後ですから、それほど高くはありません。

「どうもお腹の調子が悪い」という方は、これらのプレーンヨーグルトを食べて、腸内環境を改善するように心がけてください。

エピローグ　それでも使い続けますか？

化学物質が体の機能を失わせる

本書を読まれて、「これまでなんて無駄なことをしていたのだろう」と、ため息をついている方も多いと思います。しかし、今からでも遅くはないのです。本書でとり上げた「13の医薬品・生活用品・化粧品」の使用をやめることで、おそらく今まで調子の悪かった体の状態が、改善されるでしょう。しかも、無駄に使っていたお金が浮いて、ほかの目的に使ったり、貯金をしたりと、ずいぶん得をすることにもなります。

ところで、本書で指摘したのは、必要ない医薬品や生活用品などを使うことによって、「肌が荒れる」「毛が薄くなる」「歯周病になる」「風邪をひきやすくなる」「がんになる可能性が高まる」などの不利益をこうむるということですが、それを引き起こすのは、主に製品に含まれている化学物質です。

医薬成分、合成界面活性剤、化粧品成分、食品添加物、除菌剤、タール色素などが、体の本来の機能を失わせたり、あるいは細胞を傷つけたり、さらに遺伝子に障害をもたらしたりすることで、そうした症状が起こってしまうのです。

現在、私たちはおびただしい化学物質にとり囲まれて生活しています。それらは日々私たちの体に入り込んでおり、その結果、体にさまざまな悪影響が現れていると考えられます。中でも、本書でもとり上げたアレルギーとがんは、現代を象徴する病気であり、化学物質が大きく関係しています。

アレルギーについては、NGその3で合成界面活性剤とアトピー性皮膚炎、また、NGその13で木クレオソートとじんましんとの関係について述べました。さらに、NGその6で触れたタール色素によるかぶれやかゆみもアレルギーの一種と考えられます。

このほか、ぜんそく、花粉症、食物アレルギーなどが知られており、それらで苦しい思いをしている人がとても多い状況です。とくに花粉症に悩まされている人は、日本人の5人に1人といわれています。どうしてこんなに多いのでしょうか？

アレルギーは一種の警告反応

アレルギーは、感染症やがんなどのほかの病気とは違います。アレルギーは、体を守るはずの免疫が引き起こすもので、免疫の警告反応、あるいは過剰反応ともいえるものです。

NGその13では、私が子どもの頃に下痢止めを飲んで、太ももにじんましんができた話を書きましたが、さらに成人になってから、明太子を食べて、左足のふくらはぎに広範囲なじんましんができたことがあります。

明太子には、発色剤の亜硝酸Naが使われていて、それには強い毒性があります。また、魚卵に多く含まれているアミンという物質と化学反応を起こして、ニトロソアミン類という発がん性物質に変化することがあります。

免疫は、そうした害のあるものが入ってきたことを、じんましんという形で知らせていたと考えられます。ですから、じんましんが発生して、その原因となるものがわかったら、それを摂取しないようにすることが大切なのです。

また、NGその3で触れたアトピー性皮膚炎は、アレルギーの中でも謎の多い症状ですが、一つのメカニズムとして、ボディソープなどに含まれる化学合成物質が皮膚から浸透し、それに免疫が反応して、かゆみや発疹などが現れると考えられます。

接触性皮膚炎といって、アレルゲンに免疫細胞が反応して、そこから刺激性物質が出て、かゆみや発疹などの症状が現れるケースがあるのですが、それとアトピー性皮膚炎は似ているのです。

いずれにせよ、体にとってよくない化学物質に免疫が反応して、その結果として現れる症状が、アトピー性皮膚炎であったり、接触性皮膚炎であったりということなのです。

これも一種の警告反応であり、原因物質をとり除いてやれば、おそらく症状は治まると考えられます。

一方、花粉症は、免疫が過剰に反応して起こるものです。本来花粉は、体にとって害になるものではありませんから、それを体から排除する必要はありません。ところが、人によっては、花粉が鼻の粘膜に付着すると免疫が反応してしまい、鼻水を出したり、くしゃみを起こしたりすることで、花粉を排出しようとします。さらに、鼻づまりを起こして、花粉の侵入をストップさせようとします。

花粉症の原因は排気ガス？

また、花粉が目に入ってきた場合、涙を流してそれを排出しようとします。これが、いわゆる花粉症です。いずれも免疫が働いて、花粉を体の外に追い出そうという反応なのですが、本人にとっては、とても辛い症状となるのです。

結局、これらの症状は、本来なら排除しなくてもよい花粉に対して、免疫が過剰に反応し、排除しようとすることで起こるのです。

では、なぜ過剰に反応してしまうのでしょうか？

そこには、実は化学物質が関係しているのです。こんな実験結果があります。ネズミにスギ花粉を注射したところ、免疫は反応せず、花粉症を起こすような状態にはなりませんでした。

ところが、スギ花粉と一緒にディーゼル車の排気ガスに含まれる微粒子を注射したところ、免疫が反応して、花粉症を起こす状態になったのです（「日本医事新報」1985年4月6

日号）。つまり、ディーゼル排気ガスの微粒子が免疫を刺激して、花粉に対して過剰に反応するような状態にしたのです。

また、こんな疫学調査があります。日本で花粉症が最初に発見されたのは栃木県の日光市ですが、古河・日光総合病院の小泉一弘院長らが、住民約３０００人を対象に、交通量が多くて渋滞の激しい「杉並木地区」、杉は多いが交通量は少ない「杉森地区」、その他の「一般地区」に分類して、花粉症の発生率を調べたのです。

その結果、発生率がもっとも高かったのは、今市市（現在は、日光市に合併）の「杉並木地区」で14％でした。一方、「杉森地区」は7〜10％と低く、杉がきわめて多く交通量のほとんどない日光市小来川では、５・１％とひじょうに低かったのです。つまり、花粉症の発生には、自動車の排気ガスが大きく関わっているということです。

この疫学調査と前の動物実験からいえることは、花粉症は、花粉だけで発生するのではなく、自動車とくにディーゼル車の排気ガスと花粉が合わさることで発生するということです。排気ガスに含まれる化学物質が、免疫を刺激し、その結果、免疫が花粉に対して過剰に反応してしまうということなのです。

なお、ぜんそくは、自動車や工場などから排出される化学物質によって起こることが、はっきりわかっています。つまり、じんましんやアトピー性皮膚炎、花粉症、ぜんそくなどのアレルギーは、化学物質が原因となっているケースが多いということなのです。ですから、化学物質が体に侵入するのを防げば、それらのアレルギーを防ぐことができるということなのです。

化学物質はがんの原因となるのか

では、現代を象徴するもう一つの病気、がんはどうでしょうか。今や3人に1人ががんで死亡し、2人に1人ががんになっているといわれています。しかも、30〜50代の働き盛りにがんになる人が多く、それらの年代の死亡原因のトップはがんなのです。

がんの原因は、主に放射線、ウイルス、化学物質であることがわかっています。それらが細胞の遺伝子を突然変異させ、その結果として正常細胞ががん細胞に変化してしまうのです。

そして、がん細胞が増殖してがんとなるのですが、中でも化学物質の影響が大きいと考えられます。なぜなら、前述のように、今の私たちは化学物質まみれの生活を送っているからです。

たとえば、NGその10で解説した合成甘味料のアスパルテーム。これは、多くの食品に使われていますが、脳腫瘍や白血病などを起こすとの指摘があります。また、NGその6でとり上げた入浴剤に使われているタール色素は種類がとても多く、ボディソープやシャンプー、化粧品などにも使われていますが、いずれも発がん性やその疑いがあります。

ちなみに、赤色2号、赤色102号、黄色4号など12品目のタール色素は、食品添加物としての使用が認められています。そして、紅ショウガ、福神漬け、たくあん、明太子、たらこ、メロンソーダ、カクテルなど多くの食品に使われています。

体にとって本当にいいものを使おう

さらに、残留農薬、殺虫剤、揮発性有機化合物（VOC）、トリハロメタン（水道水中の有機物と消毒用塩素が反応してできる）、排気ガス、工場排煙など、数多くの化学物質が私たちの体内に入り込んできているのです。それらが、各臓器や組織の遺伝子に悪影響をもたらしていると考えられます。

それでも、私たちの体はそれらに必死に抵抗しているのです。体の細胞の遺伝子は、化学物質などの影響を受けて突然変異を起こすことがありますが、遺伝子はそれを修復する機能を持っています。そのため、正しい構造に修復されているのです。

しかし、突然変異を起こす化学物質が多すぎると、修復が間に合わなくなってしまい、異常な細胞が生まれ、がん細胞になると考えられます。一般に私たちの体内では、毎日数千個のがん細胞が誕生しているといわれています。

ただし、これだけではがんは発生しません。体の防衛軍である免疫が、がん細胞を攻撃して、消滅させているからです。

ところが、体内に入ってくる化学物質があまりにも多すぎて、遺伝子の修復も間に合わず、さらに免疫もがん細胞を撃退し切れないとなると、がん細胞が増殖して、ついにがんが発生すると考えられます。

したがって、遺伝子の突然変異を起こす化学物質を、できるだけ減らすことが重要なのです。

体にとって本当にいいものを使うということは、体のさまざまな不調の原因となっている化学物質の使用をやめることであり、それは、現代を象徴する病気であるがんやアレルギーの発生要因を減らすことにもつながるのです。その意味でも、日常的に使っているものの成分表示を確認する習慣をぜひとも身につけていただきたいと思います。

あとがき

本書では、みなさんが当たり前に使っている医薬品・生活用品・化粧品でありながら、実際にはほとんど必要なく、しかも不健康をまねいているようなケースを具体的にとり上げました。

最初は、「どうして?」と思われた方も多いかもしれませんが、本書を読み進めるにつれて、そうした疑問も解消していただけたのではないかと思います。

これまで何気なく使っていた医薬品や生活用品、化粧品をやめる——そのことによって、おそらく体調がよくなると思います。

また、余計な時間もとられなくてすむようになります。

さらに、それに費やしていたお金を使わなくてすむことにもなります。ですから、みなさんにとってはいいことずくめなのです。

ぜひ明日からでも13の医薬品・生活用品・化粧品の使用をやめて、新たなライフスタイルを作っていただければと思います。

なお、本書の編集・制作にあたっては、幻冬舎・編集部の四本恭子さんにたいへんお世話になりました。この場を借りて、お礼を申し上げたいと思います。

2013年10月　　渡辺雄二

著者略歴

渡辺雄二
わたなべゆうじ

一九五四年生まれ。栃木県出身。科学ジャーナリスト。千葉大学工学部合成化学科卒業後、消費生活問題紙の記者を経て、八二年からフリーとなる。食品、環境、医療、バイオテクノロジーなどの諸問題を消費者の視点で提起し続け、雑誌や新聞に執筆し、現在にいたる。とりわけ、食品添加物、合成洗剤、遺伝子組み換え食品などに詳しい。著書に『食べるなら、どっち!?』（サンクチュアリ出版）、『食べてはいけない添加物　食べてもいい添加物』『食べてはいけないお弁当　食べてもいいお弁当』（ともにだいわ文庫）、『早引き・カンタン・採点できる食品添加物毒性判定事典』（メタモル出版）、『食品添加物の危険度がわかる事典』（KKベストセラーズ）、『食べて悪い油　食べてもよい油』（静山社文庫）、ミリオンセラーとなった『買ってはいけない』（共著、金曜日）などがある。

幻冬舎新書 329

体を壊す13の医薬品・生活用品・化粧品

二〇一三年十一月三十日 第一刷発行
二〇一三年十二月 十 日 第二刷発行

著者 渡辺雄二
発行人 見城 徹
編集人 志儀保博

発行所 株式会社 幻冬舎
〒一五一-〇〇五一 東京都渋谷区千駄ヶ谷四-九-七
電話 〇三-五四一一-六二一一(編集)
〇三-五四一一-六二二二(営業)
振替 〇〇一二〇-八-七六七六四三

ブックデザイン 鈴木成一デザイン室
印刷・製本所 中央精版印刷株式会社

Printed in Japan ISBN978-4-344-98330-4 C0295
わ-6-2
幻冬舎ホームページアドレス http://www.gentosha.co.jp/
*この本に関するご意見・ご感想をメールでお寄せいただく場合は、comment@gentosha.co.jp まで。

幻冬舎新書

渡辺雄二
体を壊す10大食品添加物

本書では消費者の体を確実に蝕んでいる、最も危険な10の食品添加物を紹介。普段口にする食品には体に悪い物質がこんなにも使われていた。食を見直すきっかけになる、現代人必読の書。

岡本裕
薬をやめれば病気は治る

薬は病気を治すために飲むものだが、副作用があるだけでなく、体の免疫力を下げて回復を遅らせ、命を縮めることもある。薬をやめて自己治癒力を高め、元気に長生きできる方法を伝授。

笠井奈津子
甘い物は脳に悪い
すぐに成果が出る食の新常識

食生活を少し変えるだけで痩せやすくなったり、疲れにくくなったり、集中力が高まる身体のメカニズムを具体的に解説。食事が仕事に与える影響の大きさを知れば、食生活は劇的に変わる!

杉山修一
すごい畑のすごい土
無農薬・無肥料・自然栽培の生態学

農薬使用を前提に品種改良された日本のリンゴを、農薬も肥料も使わずに作る方法を見つけた農家・木村秋則。彼の畑を研究する学者が「自然栽培」の驚異のメカニズムをわかりやすく解説。